大都會文化
METROPOLITAN CULTURE

大都會文化
METROPOLITAN CULTURE

元気生活

日の舒暢活力

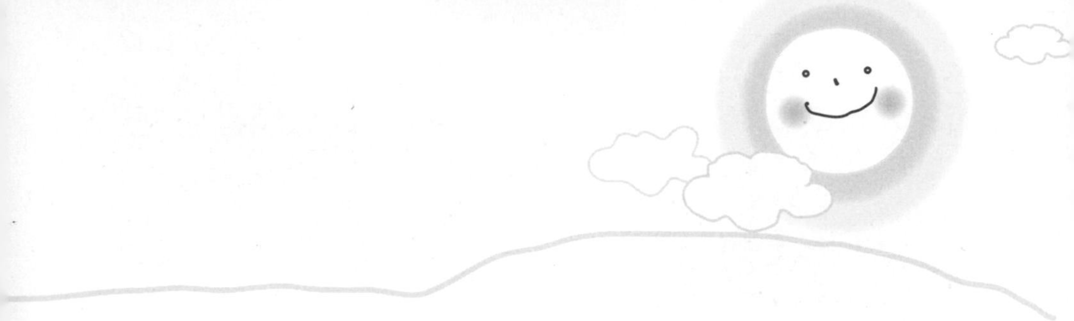

前言

早起的鳥兒有蟲吃！早晨是一天活力的開始，也是萬物開始「動」的時刻。人人都知道早睡早起對身體好的道理，但是都市化程度高的現代人，又有多少人能真正做到所謂的「早起」？

早起能帶給你一天清新的活力與元氣。看看身邊的「晨型人」，他們的生活是不是特別的有意義？沒錯，許多成功人士都喜歡利用清晨這段時間來做點事，而這個時候也是大腦最清楚的時刻，做起任何事情來都會相當的有效率和活力。而且這個「早起」的動作，也可以看得出你是不是一個積極有作為、自律性甚佳的人，因為習慣「晚起」的人多少都會有拖延的個性。

元氣生活
日の舒暢活力

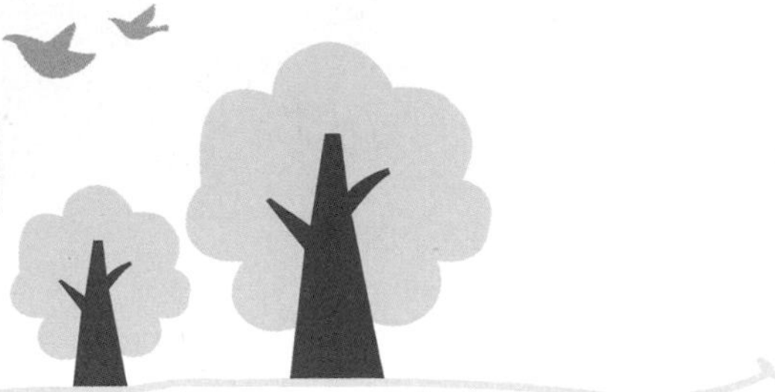

早晨該有什麼樣的好習慣，這個議題在早期便已有人探討，日本人甚至更研究起了腦細胞在早晨時段的活動力。本書就是要讀者抓緊早上的大好時光，利用許多人都還在沉睡的清晨，給你一點建議來提升、活化自己的腦細胞，進而改變你的生活習慣，達到改變人生的目的。

別再因為要趕上班而早起，你應該「為自己」早起。而一早起床時，不妨做個深呼吸，聽聽窗外的鳥鳴，看看外頭的青空，在這段人潮和車潮都尚未出現的時候，你會發現身旁的「氣」是如此讓你充滿愉悅的精力，而這一天竟是如此美好。不相信嗎？趕緊起身做做看就知道了。

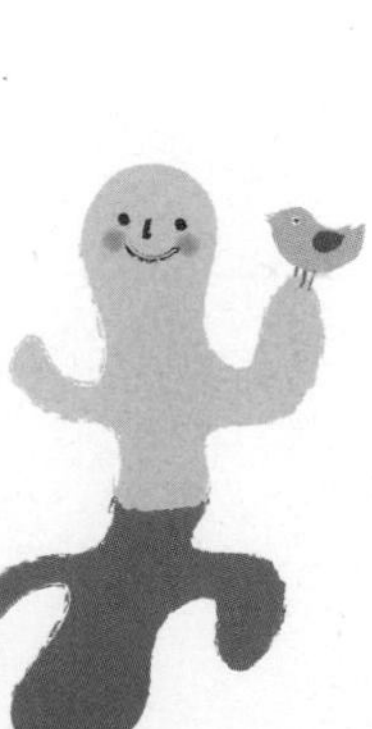

目錄 Contents

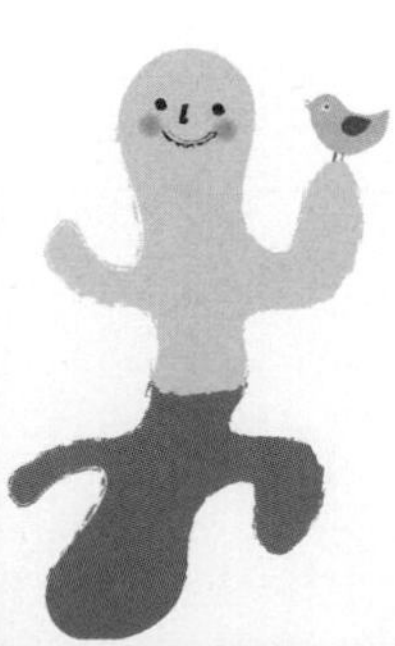

第3章　恬靜的時光能帶來幸福

目錄 Contents

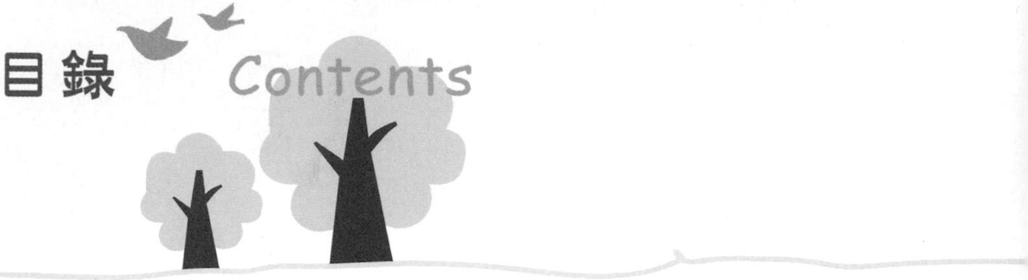

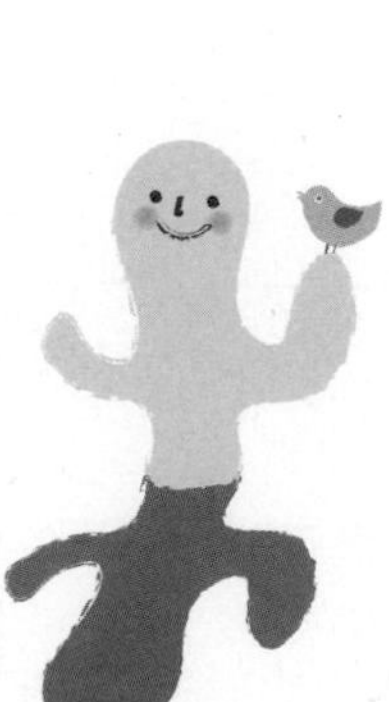

第4章 出門之前要召喚幸運

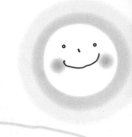

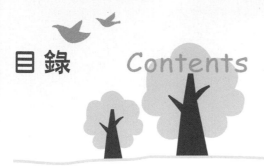

目錄 Contents

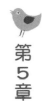

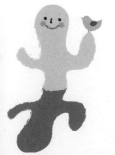

第5章 帶著美好的心情通勤上班

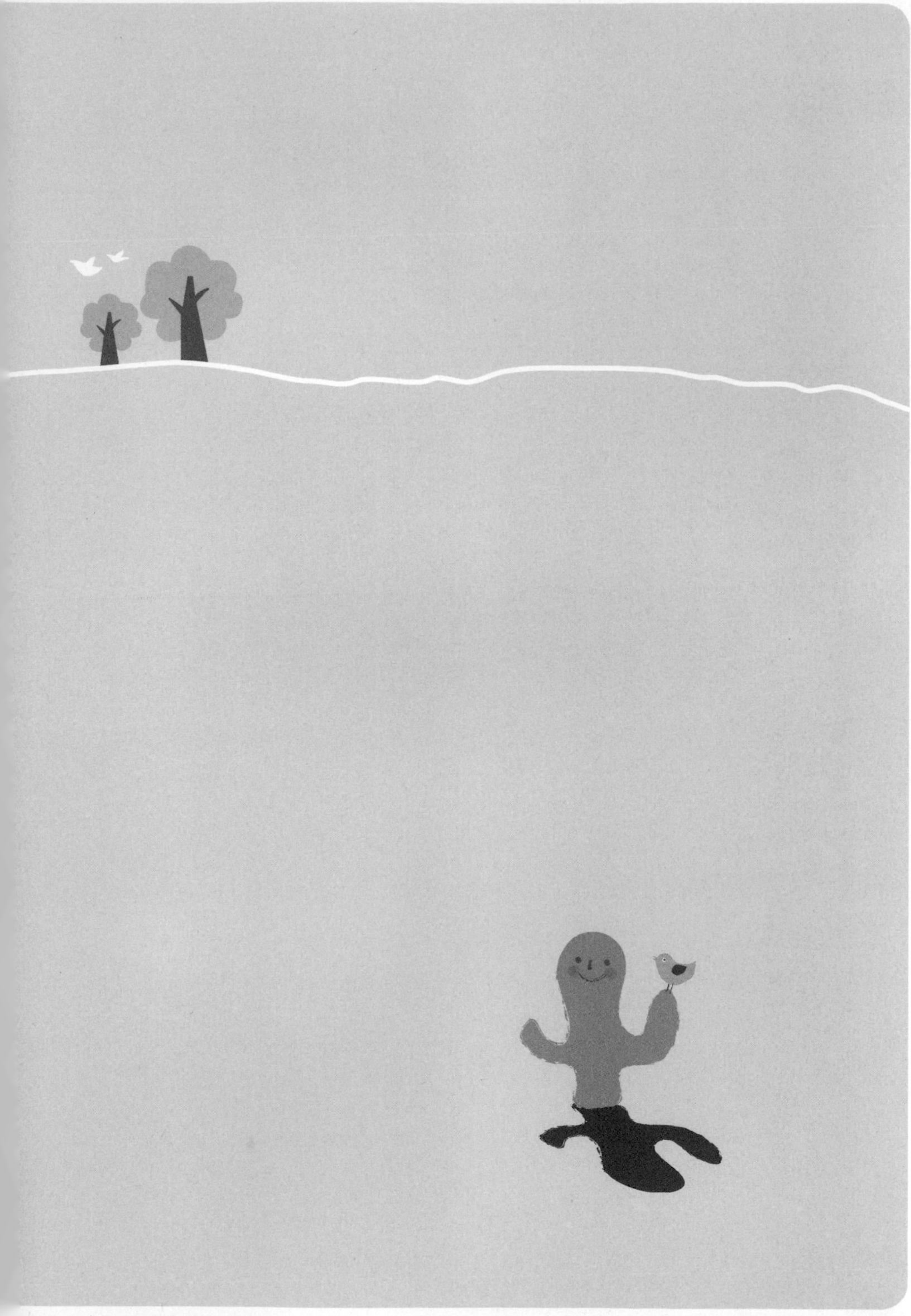

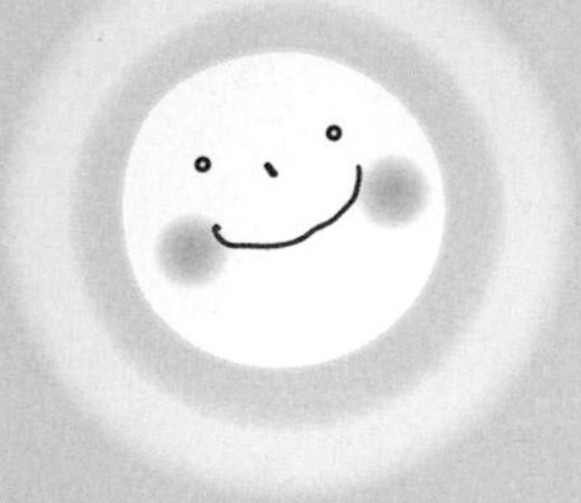

第 1 章

早晨為什麼重要？

1、早起符合宇宙的律動

「早起符合宇宙的律動」，照字面上的意思來看也許有些艱澀難懂，簡單來說自古有云：「日出而作，日落而息」，幾千年來的生活規律，其實就是依照這種宇宙的律動。看看許多自古即有的習慣就可以知道，與其說早起是符合宇宙的律動，不如說是早起是符合身體與大自然環境的配合。

古代君王的早朝時間是辰時（早上七點到九點），九點約莫為散朝的時間，因此古代不論是帝王或是臣子，在卯時（凌晨五點到七點）就必須起床梳洗更衣，準備上朝。而現代人要早起都難了，也難怪會有些偷懶的帝王出現「從此君王不早朝」的情形。

一般農夫通常也都會早起下田工作，主要原因是氣溫在早上比較低，如果是在副熱帶或熱帶地區的人，氣溫太高其實會影響行動力及身體的運作情況，加上若時至正午，更不適宜長期曝曬在外活動。

所以從古代，人們就知道要依照時辰去做應該做的事情。因為人的身體就是一個有機體，溫度高就反應得快，而反應後分泌物排出的量也較多（如氨、尿素和二氧化碳、甚至是散熱用的汗水等）。同樣一個人，在炎熱和涼爽兩種不同的環境下，做任何事（包括讀書、寫字、運動）疲勞度是不同的。

從上面兩個例子來看，其實主要就是要告訴大家，過去的年代沒有科技、沒有儀器，當然也沒有專家的研究報告，所以什麼時辰要做那些事，什麼節氣、什麼日子要做那些事，完全取決於人們以自身去感受大自然及宇宙的天理及律動，而衍生出來的一套辦法，所以先人的智慧，身為現代人的我們也該身體力行喔。

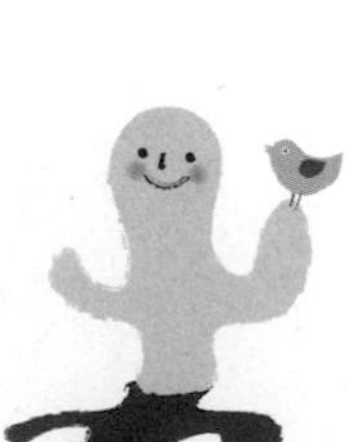

2、剛起床時的放空狀態就是成功的關鍵

「一日之計在於晨」，無論你昨日遭遇了什麼困難或是不順心的事情，新的一天就是新的開始，學會在早晨起床前放空自己，就是讓身心靈有個沉澱的機會，以便好好迎接今日。

學著與自己的心靈做溝通，思考著為什麼要執著或是在意在某件事上，藉由放空，可以想開很多事情，對接下來一天要面對的每項挑戰，絕對是有正向幫助的。人們最怕的就是把自己鎖在死胡同裡，該做的事情沒有得到解決，還浪費了時間和力氣。

至於要如何放空自己，可以試著閉上眼睛靜坐，什麼都不想，把注意

力集中在你的呼吸上，慢慢調整你的呼吸。隨著規律的呼吸頻率，你的心就會慢慢靜下來。更深度的來說：先把身體放輕鬆，再調整到一個最舒適姿勢，這時也可以給自己一些音樂，然後讓自己集中在一個點上，例如自己的呼吸，或是自己的一個心情感受。如果察覺到自己的意識跑掉了，就讓自已再回來，如果又跑掉了讓自已再回來，不斷的重覆練習。

這個練習只是過程中的一部份，每個人的意識都會跑掉，長時間的練習後你會很清楚自己內在的心識脈胳；更進一步的練習是，進而讓自己成為一個第三者，靜觀著你自己內在的心識脈胳，那時的你便是空的，你可以空到接納自己所有的心識脈胳，訣竅是接納而不是排斥。「放空」是練習從三秒的放空進步到十秒的放空，再從十秒的放空進步到二十秒的放空，不斷的練習才能到達長時間的放空。

學會在早上就能達到心靈平靜的境界，對於一整天的待人接物，便會有成功的驚人體悟。

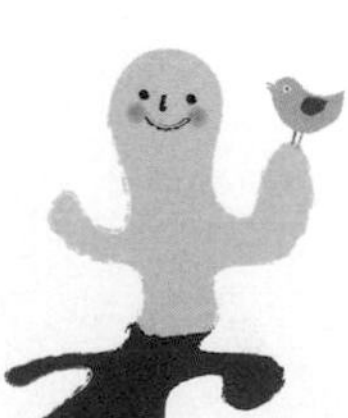

3、回想過年期間的早晨時光

一年當中沒有比等待過年的連續假期更令人期待了，相信所有的上班族都期待著在過年氣氛中，可以慵懶的睡到自然醒，不用重複著平常必須跳起來工作的那種無奈感。

而過年期間的早晨時光與平常、假日的早晨時光又有什麼不同呢？第一就是，這可能是個令人期待已久的長假，少則四五天，多則超過一個星期，所以對過年假期的期待必定是非常的渴望及珍惜；第二，過年期間的早晨通常是前一夜的守歲氣氛延續到第二天，不論你前一晚是打通宵的麻將或是撲克牌，又或是看電視、電影到深夜，此時熬夜的時刻心情是放鬆的，所以第二天的早晨時光是抱持的滿足的心自然醒來。

第三個不同之處，摒去過去一年的消極的心態，過年就是新一年的開始，不論是新曆年或是農曆年，都正是萬象更新的好開始，自古以來人們無不想在這個吉利的日子中能夠獲得好兆頭，所以也有很多應運而生的民俗活動，例如搶頭香或是一早到廟裡拜拜討喜氣。此刻你的心情自然是充滿希望及期許的，就算是平日見慣的陽光、氣味或環境，在這段期間內對你而言都帶有不同的感受。

看到這裡，能夠體會出過年期間的早晨時光，有什麼是你在平日感受不到的嗎？是的，就是「珍惜」、「滿足」、「希望」、「期許」。如果可以，在充滿無奈感卻又必須早起要打起精神面對一天挑戰的平日早晨，回想你過年期間早晨的積極時光，就能帶給你一些正面的能量喔！

4、珍惜早晨獨處的時光

「當獨處被當作壞事，當一個人必須為獨處道歉、找藉口，且隱藏需要獨處的事實，就像隱藏一件不可告人的事時，這對我們的文明是多大的污辱！」

——安．瑪格．林柏夫（Anne Morrow Lindbergh）

偷閒，重新整理和找尋時間並重振士氣，如此才能應付永不止息的差事，所以懂得享受自己的獨處時光，才是能夠真正了解人生並懂得如何善用時間的人。

不論是單身還是已婚的人士，都要懂得善用及享受獨處的時間，要發現能夠擁有這樣寧靜的獨處時刻，其實是很值得珍惜的一件事。單身的人要想著，總有一天這樣寧靜的獨處時刻會被另一半或是未來的家庭佔據；已婚的人在忙於家事及維持和諧的家庭關係後，若能得到這難得的獨處時光，便是沉澱自己心靈和想法的最好時機。

想要擁有這樣的獨處時光一點都不難，在早晨按下鬧鐘的那一剎那，就起身讓自己先感受早晨的氣味與氛圍，在家人都還在睡夢中時，即時你身體還懶洋洋的躺在床上想賴床，或者接下來得忙許多公事，但腦海的想法還是要告訴自己，好好在這樣的早晨時光裡，先給自己第一個喘口氣的機會。

也許在你按下鬧鐘的同時，接著再按下播放音樂的鍵，或著是掀開被子感受早晨帶有涼意的空氣，這些看起來都是微不足道的觸感及小動作，卻是能帶給自己一天當中活力和感悟的來源。記得用心去感受身邊的事物，即使再微小，對你而言都是一種積極的感受，也是讓你產生正面人生意義及想法的真諦。

懂得珍惜早起的獨處時光，即使是三分鐘或是半小時，相信一定會讓你的心情平靜而感到滿足，對於接下來一整天的忙碌與挑戰，絕對是有幫助的。

5、早晨說出自己的夢想，它便會實現

「As you wish！」其實你想要的上天都會給你，前提是你要的是正面的東西，是你正在努力經營著，最後期望獲得的成果，只要你努力並誠心祈求著，到最後你想要的上天都會賜給你。相信這樣的觀念，在很多心靈團體的課程裡面，或多或少都有類似的解釋，其實事實也是如此，常保持這樣的理念與正面的想法，人到最後還是會有「心想事成」的機會。

此時，早晨的時光是值得珍惜並好好利用的。時間每分每秒都很珍貴，而且「好的開始是成功的一半」，如果一早起床，可以對著自己眼前的晨間氛圍說出自己的夢想，也許是今天上班的路程一路順利，不要遲

到；也許是今天能做完工作進度；也許是那位暗戀已久的男孩、女孩能看我一眼或者與我說句話，保持這樣的信念，你想要的上天會找機會給你，而這也是維持你一天動力的最好來源。

要知道「Life is difficult」，這是事實，每個人也都知道。如何在千篇一律、必須面對現實的日子裡，替自己找到動力的來源與維持希望的心境，而早晨起來對自己說出夢想，就變成是讓自己更容易接近成功的關鍵！

再次強調以上所說的夢想，是指你正在努力經營或是正面思考的東西，如果你的夢想屬於「白日夢」，或是企圖要不勞而獲的成份居多，就不在我們這題的討論之內了。

起床時便要催動自己的潛在意識

根據佛洛伊德（Freud, Sigmund 1856~1939）的理論，人的心靈（mind）由意識（conscious）與潛意識（subconscious）所構成。潛意識代表衝動及原始本能的儲藏庫，影響我們的想法及作為，但大部分人都不自知。

人體的生理機能不需要意識來管理，身體自己會呼吸，腸胃自己會消化，心臟自己會跳動，腦下垂體自己監管各種賀爾蒙的分泌，免疫系統自動防禦入侵體內的細菌、病毒，這一切都由低層潛意識包辦。上面所述的低層潛意識雖然是「低層」，但它的運作其實是非常高級而複雜。

說了這麼多其實就是要告訴大家，人的身體自然有一套系統可以管理生理機能上的需求，就好像把程式寫入晶片一樣，該走那些軌道、執行那些指令，在正常的狀態下都會如期執行。如果可以把所謂的「生理時鐘」看成是潛在意識的表現，那麼每天早上應該要幾點鐘起床，你的潛意識便會自動執行這樣的指令，那麼「賴床」、「痛苦」、「不想早起」等種種問題，就不會再存在你每天早上生活當中。

因此，你可以如此好好善用自己本身的潛意識，也就是生理時鐘，並在起床時自動啟動你的潛意識，讓早起成為一種主動的行為，而不再讓起床變成是件被動又勉強的事囉。

7、聆聽音樂提高免疫力

免疫系統是最好的「醫生」，但同一片土地上，同樣吃五穀雜糧，也面對氣候反覆無常的變化，那為什麼有的人會生病，有的人卻不會生病？這是因為人體免疫系統的強弱不同。人體的免疫系統是由三道防線構成。第一道防線：是一個機械屏障作用；第二道防線的成員是：吞噬細胞和各種抗體（免疫球蛋白）。第三道防線是由許多免疫器官組成，他們的任務是對進入的病原微生物在其繁殖前進行阻殺。

在這裡暫且不討論複雜的生理免疫系統的運作及概念。以生活上來說，會影響免疫系統很大的一個原因，是壓力、精神抑鬱，而長期焦慮也會削弱免疫系統抵抗疾病的能力。因此如何降低精神上的壓力，在早晨，我們可以做的最簡單的事情，就是聽聽音樂。

音樂是最佳的療癒工具，根據研究人員證實，音樂可以讓身體放輕鬆，好的音樂更可以紓解壓力，避免因自律神經緊張失調而導致慢性疾病的產生。而所謂的「好的音樂」，最好是使用具有心靈療法的音樂，例如古典音樂、輕音樂，或者像是在瑜伽中心可以聽到的音樂類型一樣，這樣才可以有效的舒緩心靈情緒。

另外，音樂也可以做到某些程度的心靈治療，也可以刺激腦部，活化腦細胞，適當的音樂刺激對腦部的活動有很大的幫助，甚至達到防止老化的功效。每天聽一小時音樂，能夠大大減輕關節炎、風濕等病人的疼痛程度和壓抑感。

所以趁早起的晨光時間聽聽有幫助的音樂，養成這樣的習慣，對身體健康及心情都有積極、正面幫助。

8、在充滿陽光的早晨給自己一天的好活力

即使夏天的陽光再怎麼刺眼，會曬傷人，但是跟陰雨比起來，大家必定都還是喜歡看到耀眼的陽光。

陽光的確是給多數人好心情的一個重大原因，一大早起床睜開雙眼，看到的就是早晨的陽光，那麼你就會讓自己有多一份的意願與動力起床去面對一天挑戰。所以，常常保持這樣的情緒，讓自己藉由早晨的陽光，提升生活的能量與活力，是積極面對人生的不二法門。

適度的陽光對人體是有許多好處，例如可以促進體內維生素D的活化、提高鈣質與磷的吸收、強壯骨骼及牙齒功能。因此只要多注意防曬的

工作，曬曬太陽遠比只躲在室內吃保健食品來得對身體有助益。如果有時間的話，可以選擇在一早起床後，到前院或是陽台曬曬太陽，做做暖身操。即使什麼都不做，站在晨光中去想想昨天、想想今天該做什麼事，相信對提升自己一天的精神會有不少的幫助。

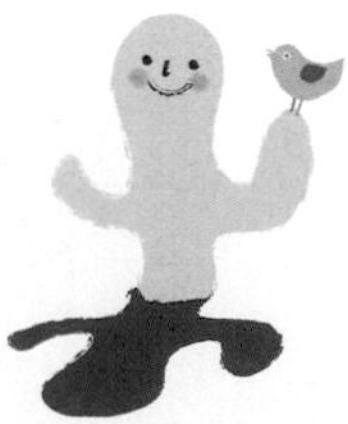

9、建立邁向成功的規律

成功的定義因人而異，而每個人的成功目標也各不相同，但是不可諱言的，能夠把握時間這項因素，絕對是讓人邁向成功之路的一個關鍵要素。太多的名言佳句都在告訴你早晨是一個多麼重要的時機，只要你能把握早晨時光，做任何事達到成功的目標也就越來越接近。

在早上起床時，可以在自己的腦海裡快速想著四大方向：喜歡、目標、自律、堅持。因為你一定喜歡著什麼，所以它會讓你產生目標。為了讓你自己達成這個目標，很多事情你便會開始自律，雖然在成功的路上難免會有挫折，但堅持下去才是邁向勝利的不二法門。以這段看似簡單的話為自己訂定目標，就可以把它當作是你邁向成功的一種規律。

當你對新的一天懷抱著夢想，那麼你的心情自然是喜悅的，並會因為這樣而喜歡上某個事物進而產生目標。簡單來說，你想要在通勤列車上遇見你想看到的那個女孩，所以搭上通勤列車就變成重要的目標。此時你不會賴床，而準備出門的時間全都因為想完成目標而產生了自律，之後你快步的出門往搭車的方向前進，經過一連串的努力及堅持，你搭上了通勤列車，看見了你想遇見的人，也帶給你一天的好心情。這樣距離成功是不是又更近一點了呢！

10、要有可瞬間提升能量的工具

在晨間的時光就讓自己處於充滿正面能量的場合，不但可以讓自己看起來神清氣爽，也能有效幫助自己一天的運作，並順利獲得好人緣。能夠讓你的居家產生正面能量的東西其實不少，很多東西也都是相當簡便並可垂手可得。

例如可以在屋裡擺上一盆鮮花，象徵生氣，而想要有好人緣的人要切記，千萬不要在臥房裡擺塑膠花這種東西。而如果可以的話，在室內擺上一台負離子清淨機，也是淨化空氣並消除負面能量的好工具。

飲食也是可以讓你瞬間提升能量的好幫手，最簡單的方法有喝一杯黑咖啡當作提升能量的工具；注重養生的人可能會自己榨一杯生鮮蔬果汁，更講究的就喝一杯精力湯。無論如何，你要知道到底哪些東西或方法是可以讓你提升精力的，照這個方法去做絕對不會錯。

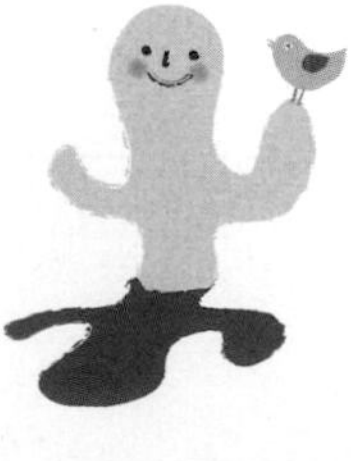

11、避免有下床氣

「下床氣」又稱「起床氣」，實際上，在醫學專業理論中並沒有這樣的一個名詞或疾病。「下床氣」其實是一種情緒，一種處理主觀睡不飽，又要被叫醒的應對態度。「下床氣」通常會發生在小孩或青少年的身上，因為他們的個性尚未完全成熟；另一種情況會發生在情緒管理稍微不佳的人身上。

有沒有「下床氣」其實跟自己的心智年齡有很大的關係，思想越成熟的人越不會有下床氣，所以這和實際年齡幾歲並不成正比關係，而是跟自小養成的習慣有關聯。因此想要當個成熟的人，避免讓自己有「下床氣」

行為，你要做的第一件是就是：學會在早晨主動醒來，並讓它變成一種好習慣。

通常會有「下床氣」，不外乎就是在睡眠狀態不佳時硬要被叫起來的情況。有一些方法可以減少「下床氣」的產生。一是給予充足的睡眠，從加強睡眠時間的長度與品質著手。最適當的睡眠時間是在六至九小時之間，如果有睡飽或至少睡滿六小時，「下床氣」的情形會比較減緩。另外，要讓自己的睡眠有品質，睡前注意不要喝太多水，免得半夜一直爬起來上廁所，而且睡前不要想太多煩心的事情，想太多會直接影響心情，進而反應在睡眠上面。

減少「下床氣」的另一個方法是對睡眠這件事負責。建立對自己睡眠的責任，是現代人要有的一種觀念與生活態度。你應該著手進行該有的「睡前規則作息」，並充足睡眠，而且房間不要有太多干擾睡眠的物品，例如電腦，或者電視不要開著到睡醒才關。

記住，讓自己的內外身心狀態調整到睡眠需要的平靜，才能有好的睡眠品質，那麼「下床氣」這種壞習慣自然不會找上你。

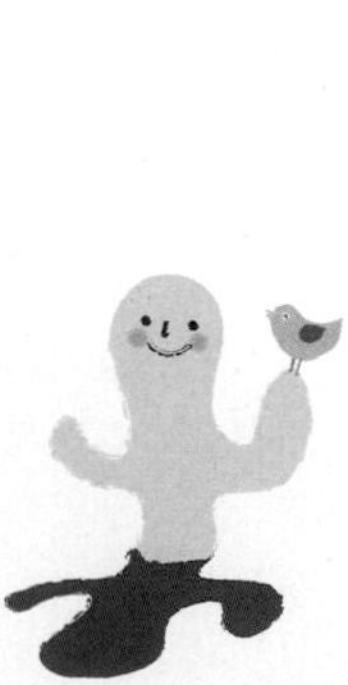

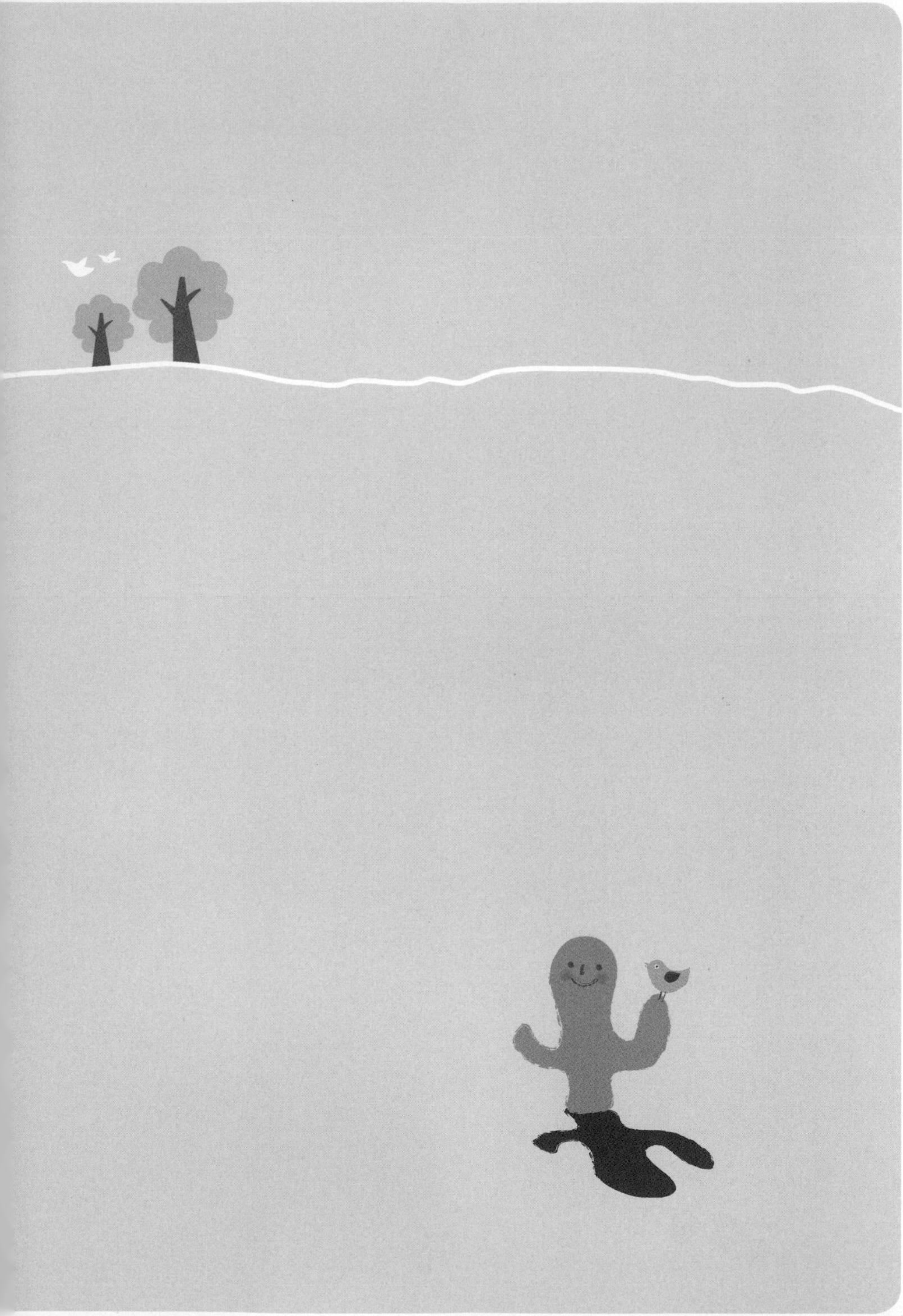

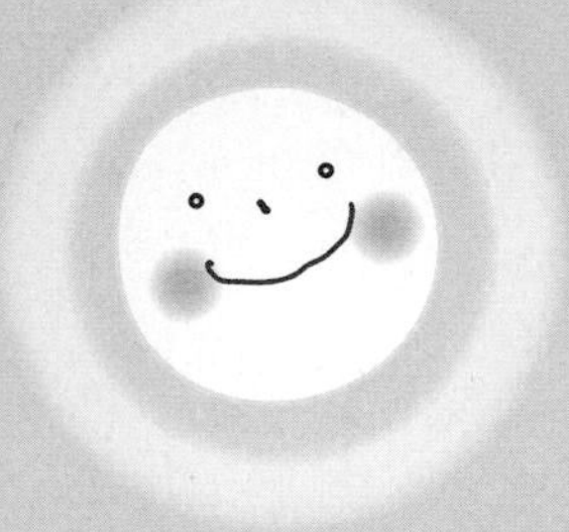

第2章

在晨光中自然甦醒

12、以五種感官細細品味早晨

平時，我們的心（意識）都和其他器官如眼、耳、鼻、舌、身，一起來認識、熟悉這個世界。心和眼睛在一起作用，才可以看見；心和舌頭一起感應，才能嚐出味道的甘苦，所以心和眼、耳、鼻、舌、身合起來的活動，稱作「五俱意識」，意思就是用這五種感官一起來分辨世界。然而，到晚上睡覺的時候，眼睛不看東西，耳朵不聽聲音，身體也不動作，其他的器官都暫停運作，只有心仍舊獨自工作，於是很常聽到人們說：「傾聽心的聲音」、「心的跳動聲會帶給我穩定感」等這類的句子。

提到以上這些其實就是要大家善用自己天賦具有的五種感官來體驗早

晨的感受：用雙眼去觀看早晨的萬物及生活的氣息；用耳朵去傾聽早晨的聲音，也許是鳥叫聲、汽車喇叭聲、鬧鐘聲，甚至是沖馬桶或盥洗的聲音；用鼻子去聞早晨的味道，也許是牙膏的薄荷香味、開冰箱拿出水果的味道、一早剛出爐的麵包香；用舌頭去品嘗早晨的味道，牛奶的溫暖香醇、媽咪或情人的愛心早餐；用身體去感受早晨的律動，早晨的低溫、做做晨間操等等。

若能用五種感官去細細品味早晨，那麼你的心自然就會告訴自己，如何跟隨早晨的步調，讓你更加把握早晨元氣滿滿的美好時光，以備迎接每一天。

13、學習品嘗早晨的味道

從晨曦劃破天際開始，早晨就像這世間一樣開始沾染了許多味道，當然，它端看你是用何種心情起床，那麼在你的嗅覺中或是心中的味道，便隨之不同。假如一天的開始，你是抱持著積極正面的態度醒來，準備迎接這一天中該有的挑戰，那麼在你眼中的早晨就如同初陽般充滿清新。此時，自然萬物對你發出的召喚，會引領著你去品嘗各種味道，例如煮咖啡的味道，明知味道是醇苦的，你卻會欣然的品嘗並喜愛它。有時候你會加上一顆奶球，搭配著幾包糖，為你的早晨調配出自己喜歡的味道。

假如你抱持著負面的態度醒來，覺得人生為什麼要這麼痛苦，每天早起為上班、為上學，完全不想從中得到成就感，那麼在你嗅覺中和心中的味道，早晨就像隔夜的茶，冷而澀口，即使眼前端上一塊熱騰騰抹了奶油或果醬的吐司，早晨在你心中也是苦澀無味。

所以即使你知道自己要面臨什麼挑戰，知道痛苦、心酸等負面情緒籠罩著你，但為了要能夠自我調適，你必須要學會品嘗早晨的味道，試著把苦澀轉為香醇，就像加了奶球和糖包的咖啡一樣，而不是把香滑的奶油吐司看成了澀口的隔夜食物。

早晨的味道是否美好，端看你是否願意靜心去品嘗。

14、別依賴鬧鐘叫醒你

一個人會不會主動起床，其實最重要的是有沒有心。如果你存心不想起床，或者是偏愛賴床，那麼就算擺三個、五個鬧鐘在床邊，你還是一樣會按掉再睡回去。有一種心情大家應該都曾經有過，假如隔天是自己期待已久的旅行，那麼即使是凌晨四點就必須起床準備搭飛機，那麼應該沒有人會願意賴床，這時你根本不需要藉助鬧鐘，而且大概會在該起床的時間之前就先醒來。

如果你是一個對自己有責任感的人，或是自律甚佳的人，其實都不會太依賴鬧鐘，因為在睡前你就已經告訴自己明天該幾點起床，而如果真的還是辦不到的話，有幾種方法可以讓你脫離依賴鬧鐘的困境：

(1)睡前多喝兩杯水，就算你再怎麼想睡，到了隔天也會被尿意逼醒而不得不起床去上廁所。

(2)窗簾可以選擇透光性佳的布料，那麼第二天一早你就會被滲進來的陽光給自然呼喚醒來。

(3)定期更換鬧鐘的聲音，不要讓自己習慣某種聲音。當鬧鐘一響起時，你可能會無意識、自動地按掉並繼續賴床。

(4)最根本的辦法其實是要有定時、規律的作息。每天告訴自己該幾點鐘上床睡覺，幾點起床。

(5)至少要有六個小時的睡眠，如此可以減低因睡眠不足而想賴床的問題。

以上提及的一至三點，其實都是一種過渡時期的辦法。當你逐漸養成自律的起床習慣之後，就要擺脫這種比較消極的起床方法，畢竟以正常、規律的生活來說，那都不適宜長期使用，也不人性。

15、起床前先在被窩裡握緊拳頭

有沒有發現，當你睡醒的時候，雙手是無法緊握起拳頭的，而且會發覺有一種無法出力的感覺，這時你的腳偶爾也會有麻麻的感覺，不太能正常出力。

其實，這是因為人在經過一夜的睡眠之後，血液會因為一夜滴水未沾而變得較為黏稠，這時頭腦也會比較昏沉，所以當你覺一醒來就馬上下床行走，或是匆匆忙忙的趕著梳洗上班，其實都對身體有很不好的影響。

這時，在你起床的時候，可以讓放鬆一夜的身體，藉由握拳的方式，逐漸喚醒各個器官的機能，讓身體能漸漸跟上腳步，告訴它現在已經是一

天的開始，需要開始勞動了。

通常在醒來之後，你可以在被窩裡感受餘溫，並進行緊握拳頭的手部運動，它會是一種很好的晨間生活好習慣。至於為什麼要在被窩裡，那當然就是擔心著涼囉！等身體漸漸適應醒來之後被窩外頭的氣溫，再下床去準備一天開始該做的事吧！畢竟如果不注意這些小細節，很容易讓身體產生小毛病喔。

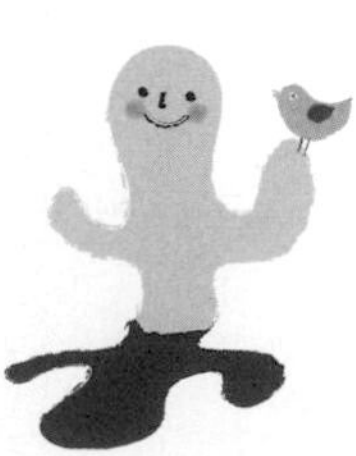

16、早晨淋浴

淋浴的習慣中外不太一樣。外國人以早上淋浴居多，這是因為他們的環境和氣候與台灣不一樣，所以白天洗澡並不會給人不衛生的感覺。但是也有人會在晚上洗過澡，而早上再簡單的淋浴一次，所以要說是晚上洗澡好，還是早上洗好，其實看個人的生活環境及習慣即可。

不過，假如早晨起床有時間的話，花個三五分鐘做個簡單的淋浴，其實是對提神醒腦有很大的幫助，它也可以讓你身心有清新的氣息來迎接新的一天。此外，如果你剛好有段時間處於壓力大的環境下，也可以藉由淋浴讓自己紓壓，方法如下：

當你早起無精打采時，可來個溫水與冷水交替的淋浴，它能提振精神與活力。以絲瓜絡或刷子，從足底往心臟方向轉圈刷洗，加強血液循環；但這個淋浴時間不宜超過五分鐘。沐浴精可嘗試選用柑橘類、薄荷類或由加利等香味。

當你想消除壓力時，可用微熱的溫水，從腳底往上沖，並在雙腳及腹部處按摩，它能幫助血液循環。這個淋浴可進行十分鐘左右。沐浴精方面可選具有鎮定成分的，如薰衣草、茉莉或檸檬等。沖洗完畢後用抗壓舒緩精油在肩頸處按摩揉壓，便可達到立刻放鬆的效果。

清晨迅速地淋個浴、洗個頭髮，相信能使愉快的心情更加神清氣爽，而且剛洗完的蓬鬆頭髮，也可以給你一整天的好髮型和好心情，一早出門上班完全不用擔心。

17、嗅一嗅葡萄柚的香氣

葡萄柚的氣味是很容易令人所接受的果香，它富含柑橘的清香，也有獨特的清新味道，不論放在室內或是室外，都有清新而令人愉快的香氣。而且，它不但可以提升食慾，也有消除水腫與肥胖、刺激淋巴的功效。

在室內的擺設上，如果可以滴上幾滴葡萄柚精油，或是將新鮮的葡萄柚擺在屋裡，這種有助人體心情及健康的UPUP氣味，不但可以在室內飄散，同時也有驅趕蚊蟲的效果。此外，葡萄柚皮含有豐富的維他命P，也有助於保持牙齒和牙齦的健康。而把葡萄柚皮放在水中煮沸約二十分鐘後，濾掉殘渣，飲用汁液，便可攝取大量的維他命P。另外，早晨喝一杯葡萄柚汁更有預防便祕的功效。

看完這篇文章，會不會想在有葡萄柚果香的晨間裡甦醒？是不是覺得你馬上會有充滿健康活力的一天？下回不妨在室內點上葡萄柚精油，或是就擺上幾顆還未熟透的葡萄柚讓它自然熟成，那麼你便能自然吸收到最天然的果香喔。

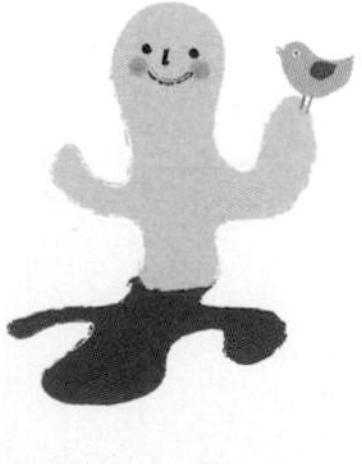

18、不論天氣如何都要打開窗戶

好房子一定要有通風且採光良好的窗戶，就算是不注重風水的人，為了有健康的生活品質，窗戶就顯得非常的重要。

有很多人因為怕冷、擔心受寒，所以常在冬天的時候，二十四小時都緊閉窗戶，還拉上厚厚的窗簾；而夏天一到，這些人又怕熱、怕流汗，於是一整天在室內使用冷氣，以致於打開窗戶讓自然風及陽光照射進來的機會大大減少；再者，一遇到下雨打雷，害怕窗外的雨滴會灑進室內，於是理所當然的關起窗來……然而，這時如果可以打開窗戶十分鐘，讓家接收一下最自然的雨天氣候，其實也無傷大雅。

所以，不管天氣再怎麼多變，一天當中一定要有一段時間來打開窗戶讓屋子通通風。以居家風水的觀點來看，一個人常待在一個緊閉的房間中，或是在屋內整天拉上窗簾，這個人的運勢及氣場必定都會有負面的影響，因為身體吐出的氣，沒有地方可以去和新鮮的空氣循環，長期處於這樣的空間下，會有精神不振的影響。

以健康生活的觀點來看，打開窗戶讓空氣對流，是最天然、清新環境的方法。如果你介意室外空氣品質，不妨買台空氣清淨機，讓室外與室內空氣循環交替，吸取空氣中的天然負離子。當然，這個免費又最好的方法，就是每天找個時候打開窗戶。

一早起床，如果可以拉開窗簾、打開窗戶，呼吸一下屬於早晨獨有的氣味，順便伸出雙手去感受一下當天的氣溫，對於一天的提神醒腦，以及在多變的季節交替時節，選擇穿那件衣服出門，都有直接、有效的幫助。

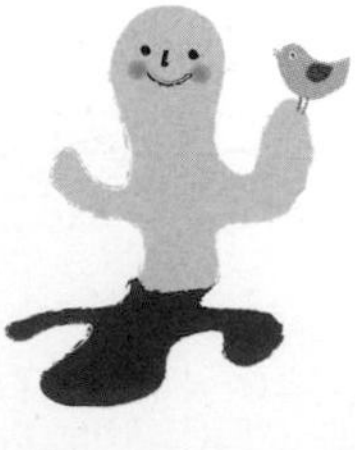

19、在早晨為自己按摩

每天早晨起床後，為了讓自己迅速、有活力的迎接一天的開始，淋浴除了是一個好方法之外，試著在晨光裡為自己按摩一下，能有助於提神醒腦，並讓自己血液循環更加順暢。

幫自己按摩還有另一種好處，就是可以增加與自己身體接觸的機會。現代人生活忙碌，不少人甚至連自己的身體狀況與營養需求都不清楚，藉由按摩，你可以讓自己更加了解身體各部位機能的健康狀況。

以下介紹兩種手部穴位按摩，既簡單又可以快速趕跑瞌睡蟲，讓自己盡快有個清新健康的一天。方法如下：

第一種：右手大拇指與食指輕輕夾住左手大拇指指甲兩側的凹陷處，以垂直方式輕輕揉捏此穴位，主要按摩點在食指。慢慢出力揉捏，不要用蠻力，按完左手再按右手。此種方法可以有效的減輕疲勞引起的頭痛不舒服，有助於醒腦提神。

第二種：右手大拇指按壓左手大拇指骨下掌面，隆起像雞腿肉的這塊區域，而這也是脾的反射區。先按左手再按右手。拇指按下去後，輕揉每個地方，感覺痛的地方可多揉。此種方法可以增強脾胃功能，避免昏沉想睡。

20、早晨提神醒腦的方法

早晨醒來很多人還是會有頭昏、睡眠不足的情況，這時候可以運用一些簡單的動作讓自己提神醒腦：

(1) **替自己的穴位按摩**：可以用右手大拇指與食指輕輕夾住左手大拇指指甲兩側的凹陷處，以垂直方式輕輕揉捏此穴位，主要按摩點在食指。功效是減輕疲勞引起的頭痛不舒服，有助於醒腦提神。需慢慢出力揉捏，不要用蠻力，按完左手，再按右手。另外，用右手大拇指按壓左手大拇指骨下掌面，隆起像雞腿肉的這塊區域，稱做「大魚際」，也是脾的反射區。先按左手再按右手。功效是增強脾胃功能，避免昏沉欲睡。按摩方法很簡單，拇指按下去後，輕揉每個地方，感覺痛的地方可多揉。

（2）**做做簡單的晨間瑜珈**：舉起右手，彎曲食指及中指，貼至掌心，將拇指放在右鼻孔上方；無名指及小指放在左鼻孔上。拇指輕壓住右鼻孔，由左鼻孔深深吸一口氣，吸氣之後，用無名指及小指輕壓住左鼻孔，然後放開右鼻孔上的拇指，由右鼻孔緩慢將氣呼出。右鼻孔的氣呼出之後，隨即由右鼻孔深吸一口氣，吸氣之後，用拇指輕壓住右鼻孔，然後放開左鼻孔上的無名指及小指，由左鼻孔緩慢將氣呼出。重覆上述呼吸方法十至二十次。這個簡單的呼吸法可以幫助淨化鼻腔、提神醒腦，並可以預防感冒。

（3）**喝一杯提神醒腦茶**：可以運用迷迭香本身具有的抗老化功效，另外搭配馬鞭、香蜂草和甜菊，替自己來杯晨間醒腦飲品。

21、喝水

喝水是每個人都必須重視的一項習慣。早上起床的時候，你一定都會覺得口渴，那是因為一整個晚上流失掉的水分正等著你在早晨補充，所以早晨要喝水。此舉還可以有效幫助排便，預防便祕。

喝水雖然是再平常不過的一種習慣及必需品，但很多人還是不喜歡喝水，樂把飲料當水喝。其實喝水也有很多學問的，而且和減不減肥都沒有關係。當然正在減肥的人更是要記得多喝水，這樣才可以幫助你代謝掉身體裡頭一些不必要的東西。記得隨身都帶上自己的水杯，而且每天至少要喝兩千ＣＣ的水分，這樣不但能做到體內環保，也可以隨時補充所需的水分。

另外，健康的飲水方法是喝溫水。無論是在炎炎夏日或是剛運動完的時候，許多人都喜歡灌好幾口的冰水解渴。這其實是很不好的習慣，因為此時身體體溫與冰水溫度的落差太大，容易造成心臟血管的負擔，所以無論在何時喝水，記得都要以溫水或是冷水為原則比較好。

此外，很多人會問到底一天該攝取多少水分才是對的，有個簡單的小公式讓大家參考，就是一公斤×三十ＣＣ。也就是說，假設你的體重是五十公斤，一天至少就要喝上一五〇〇ＣＣ的水，以此類推。這樣知道自己在早晨起來時該喝多少水分了嗎？但記得是要平均在一天喝完，一次灌太多水，或是喝太少都是不好的。

另外，你若可以在早晨喝杯水，就是利用喝水的簡單方法來替自己做體內環保。早晨醒來之後空腹喝下一杯溫開水或是加了鹽的溫水，都能幫助自己清除體內的毒素及宿便，所以大家都要好好利用早起的這段時光呀！

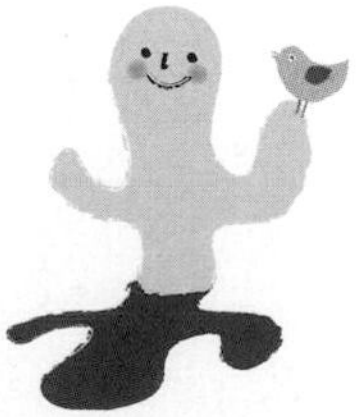

22、寅時最精華

「草木也能入眠的丑時」指的是半夜一點到三點。在早期農業社會的型態裡，日落而息，所以丑時大約是大地最寂靜的時刻了。但在現今這個時間飛快的科技時代，丑時對多數人而言不再是沉睡的時間，相反的，還有大批的人在工作，甚至嬉鬧著。於是在現代社會，最寂靜的時刻，大概變成清晨的寅時了。

如果說你能夠而且當個願意早起的人，把握寅時（凌晨四至六點），那麼你就比別人多利用到了三倍的時間，原因是這段時間最安靜，你想做什麼事情都不會有人打擾你。以夏季來說，清晨四點多已是日出時刻，很多習慣早起的人也都是在這段時間裡就起床活動，因此凌晨四至六點起床一點都不會太誇張。

在不受打擾的寅時，不會有電話、電子郵件等繁瑣事務打擾你的思緒，如果你習慣有一段屬於自己的時光，可以選在這個最寂靜的時候靜思、運動、寫日記、確定今日的行程，或是回信給別人都相當好。

常言道：「早晨的一小時等於深夜的三小時」，早起不但對身體好，思緒也較清新且不易昏沉，是適合讓自己做一些靜態工作或沉澱身心的好時光。所以，不妨給自己一個機會試試是否可以當個寅時時光的善用者。

23、測量體溫

人體在淩晨四點半左右，體溫會達到最低點，血液循環最慢，因此古時候練功的人會在四點半以前就起床。一般來說，如果睡太晚，血液循環變差，身體含氧量也會跟著減少，使身體變成缺氧性燃燒，導致體質變酸。酸性體質是生病的源頭之一，而且會影響皮膚光澤，身體容易呈現老化狀態，不可不注意。

通常會早起並需要固定時間測量體溫的人，絕大部份是為了受孕或避孕而測量自己基礎體溫的女性。一般來說，測量基礎體溫的最佳時機就是每天早上起床的時候。測量基礎體溫的方法：

(1)晚上就寢之前，先把體溫計及體溫量表擺在床頭邊。

(2)第二天清晨睜開眼睛時，把昨晚準備好的體溫計放入舌頭的下方，大約閉口五分鐘。

(3)量體溫的時間，最好在早上六點至八點之間，因為太早體溫低，太晚體溫高，而且最好在同一個時間點測量體溫。

(4)每日體溫的紀錄以黑點點上，再把黑點連結起來，便會呈現一定的週期曲線，這曲線稱為基礎體溫線。

從基礎體溫的測量可以了解身體有沒有排卵的跡象？建議新婚婦女能自行測量基礎體溫，它可助孕又可避孕，並可以了解自己的生理週期狀況。

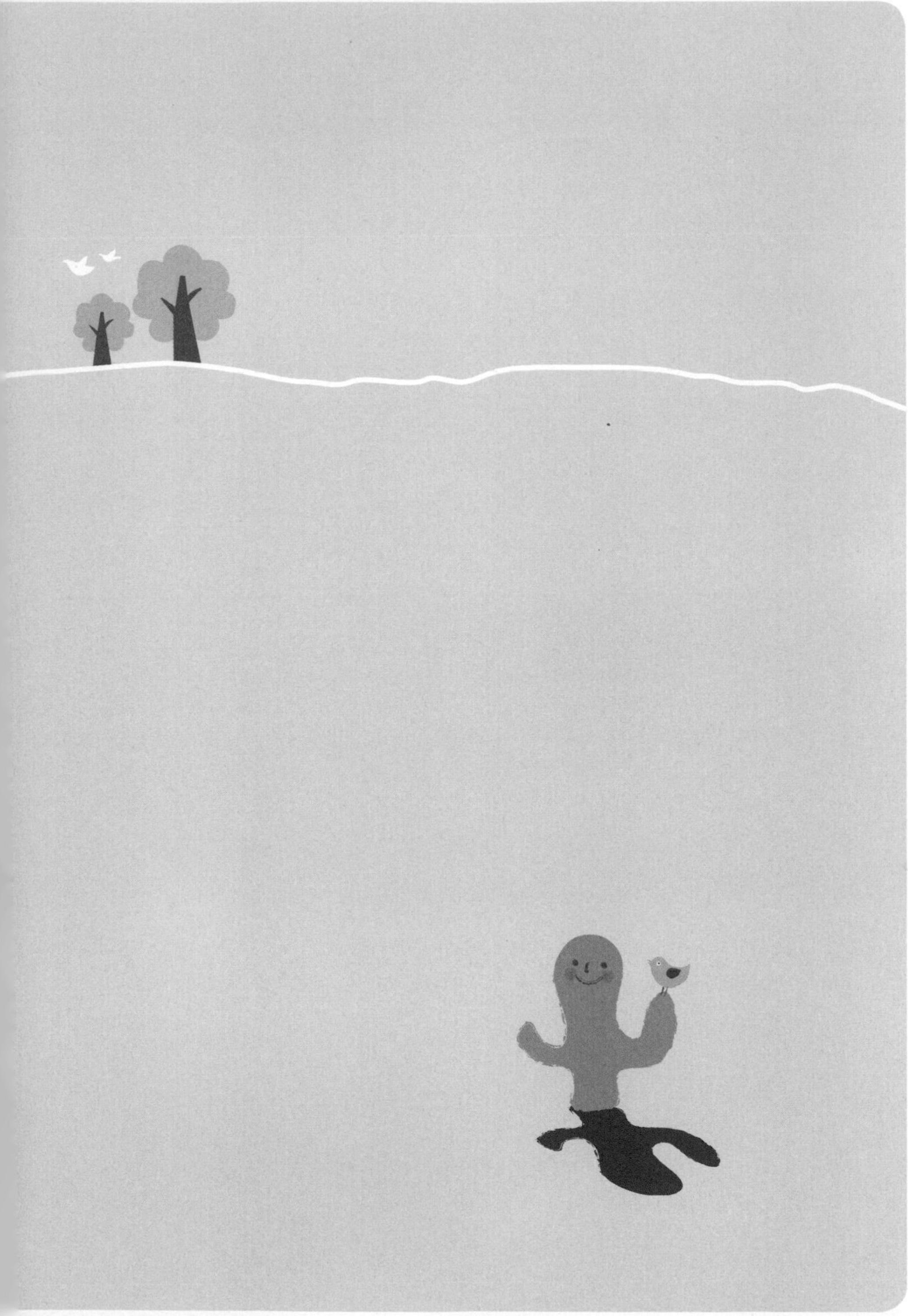

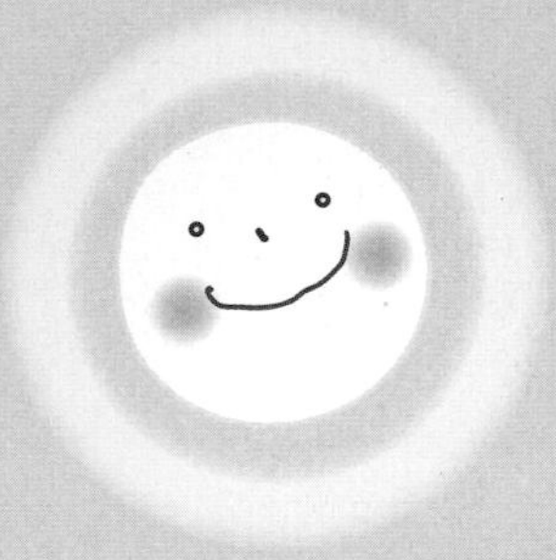

第3章

恬靜的時光能帶來幸福

24、日出時光

日出的感動，不是只在特定的時間才會有，因為這樣的大自然魅力，每天都無私的在全世界各地上演。只是人們往往在特殊日子的時候才會想起它，花時間，甚自花大把銀子去欣賞。跨年的日出和平日的日出不一樣嗎？大溪地的日出難道就跟自家樓頂的太陽不同的嗎？為什麼你願意花錢在國外早起看日出去感受大自然的氣息及上帝的藝術品，而忽略了這個你每天其實都可以不用花一毛錢和任何負擔就可以得到的禮物？

你可以很簡單就擁有日出的感動，只要你願意早起。大多數的人跟日出無緣，倒是日落天天看，最大原因是日出的時間大家都還在睡覺。即使是在冬至、白天最短的當天，假設你七點起床，還是太陽一樣老早就掛在天空上。觀賞日出與日落可以帶來特殊的感受，這也是為什麼中外人士都會歌詠它們，而它們總是代表朝氣及希望，以及感嘆和回憶。

世界上有很多地方是永晝或永夜，也有很多地方在某些季節時的日照時間很短，所以生活在台灣的我們，更應該要很珍惜每天都會規律在我們生活中上演的日出時光，因為能看見陽光是一件多麼美好的事情。

如果你能每天把想去阿里山等日出的那種心情運用在日常生活上，相信你一定會很快步上成功人士的行列。想想，要半夜起床整裝好禦寒衣物，做好準備上山等日出的那一剎那，有這樣的心情跟積極意志的人，怎麼可能會不成功呢！

25、別開電視

電視是文明的產物，其實也是逐夢的一種商品，但是隨著資訊傳播越來越發達的今天，在電視裡除了看到無法達成的人生夢想之外，更多的是新聞所帶來的政治和社會亂象，或是連續劇老掉牙、一齣比一齣更拖的劇碼。然而，如果你只是想要一早起來，讓空蕩蕩的的屋子裡有個聲音陪你，使放空的腦袋逐步運轉，是可以轉開電視、調低音量，再去做刷牙等盥洗工作。

但如果你想要的是一個平靜又寧靜的早晨，還是別開電視的好。因為現今台灣的媒體，即使是ＳＮＧ連線拍下的畫面與採訪內容，都不見得是符合「眼見為憑」的定律，所以一早醒來要離開「不真實」的世界，還是別開電視吧！

早晨起床若有時間的話，不妨去聽聽外頭樹梢的鳥叫聲，或是窗外的車聲、人聲，即使是聞聞屬於自己的棉被味道、傾聽風兒吹過窗邊的聲音，又或是滴答的雨聲，這些才都是真實的生活世界。

記得先把早晨應該屬於自己的寧靜時光，留給這樣真實、親切的聲音，而不是一馬當先的在早起就接受被處理、精緻過的電視資訊。而你若時常這樣一早就經過電視的洗腦，也就是從一早就開始麻痺腦袋，相信大概就這樣被混淆了視聽而無法保持清醒與平靜了。

26、不看悲慘灰暗的畫面

早期三台的晨間新聞除了播報即時消息之外，還會介紹一些生活新知等知性內容，讓晨間新聞變成一種獲取新知的好來源，人們也不必太擔心會看到什麼令人生氣或是一再炒作的垃圾新聞。但曾幾何時，當有線電視開放以來，將近十個頻道的新聞台，每天二十四小時不斷播送著重複的資訊，已經讓晨間新聞和夜間新聞不再有什麼差別，該有的新知資訊好像也越來越少了。

也因此，在廣告收益比較強的晚間新聞時段，比較重辛辣、灑狗血式的內容，又會完整的在晨間新聞當中重播，除非從昨夜到今天早晨之間發生了什麼重大事件，否則早上看到的新聞跟昨晚播的好像完全沒差別。

在這裡其實也就是要提醒大家，因為新聞媒體生態的改變，大家看新聞的口味也跟著轉變了。所以若在晨間就收看新聞的話，雖然是一再重播的，仍要避免看到悲慘灰暗的畫面或內容。即便新聞本身跟你沒什麼關係，但一大早就接收到不良消息，這種不良消息的頻律其實正在你腦海裡悄悄發酵，讓你從早晨開始就會對於當天的所有活動都矇上負面的情緒和色彩。所以早晨還是多看點有益身心的事物，或者接近大自然正面的能量才是健康、有益的人生。

27、做做伸展運動

伸展運動可以增加柔軟度，排除乳酸及舒緩肌肉痠痛，是運動完之後很重要的一個步驟。很多人只注意運動本身的內容，卻忽略運動前後所需要的步驟，其實每樣步驟做確實，是幫助運動效果事半功倍，以及保護身體不受運動傷害的不二法門。

做伸展運動前，以下四點可供參考：

(1) 如果你習慣在早晨運動，那麼便要選一些輕食類的早餐。例如：全麥土司或是小碗的牛奶加玉米片。

(2) 吃完正餐後至少要等一小時再開始運動。

(3)在運動期間及結束運動之後要喝足夠的水分。

(4)在運動當中可以補充一點食物，像是香蕉或是優格都是不錯的選擇。

一邊感受晨光的氣氛一邊做做簡單的伸展運動，心情的確會變得十分輕鬆愉快。伸展運動跟早晨散步或是打太極拳一樣，都是活動筋骨的運動，你也可當它為開啟一天的序幕活動。

28、洗臉時一邊訴說夢想

早晨起床後的第一件事，大概就是從洗臉開始。洗臉不但是最快速的提神醒腦好方法，同時也可以洗去臉上的污垢，讓自己看起來神清氣爽，怎麼說都是早晨必做的事情之一。

也許有的人會覺得明明前一晚才洗過澡，只經過一晚的睡眠臉怎麼可能又會變髒。但是世界上就有太多是用肉眼或是神經無法感受到的事物，所以你如果省略了早晨洗臉的這個步驟，那麼便註定了你在一天的開始就輸給了別人的下場——至少黏在你眼角的眼屎或是在皮膚的光澤度上，就先差了別人一截。

當然你也可以只把洗臉當成一件例行公事，但是如果你可以一石二鳥的趁著洗臉的時刻，順便淨化一下自己的心靈，也就是一邊洗臉一邊與自己對話，相信這短短一兩分鐘的洗臉動作，可以為你帶來更多意想不到的收穫。

試試看，當你用洗面乳或是清水洗淨臉龐時，可以一邊在自己心裡默念著把不好的事情都洗去，把清爽乾淨留下來，接著訴說你的夢想。相信這幾句簡短話，在洗淨並拿毛巾擦乾臉部的那一刻，你會看到一個全新的自己。而這種簡單的小幸福，不妨在你下次開始洗臉時便即刻進行——一邊洗臉一邊訴說夢想，與自己對話吧！

29、晨光與閱讀

從小師長耳提面目或是教科書教的內容，都在灌輸我們一個觀念，那就是「早起的鳥兒有蟲吃」、「早晨是記憶力最佳的時刻」、「早晨是最適合閱讀及背誦的一段時間」……相信這些話大家都應該頗為熟悉。

現代人生活普遍繁忙，不論是成年人或是學生，每天都有忙不完的事情，以致於人們閱讀率普遍下降，取而代之的是使用網路及影音媒體，而最常聽到的藉口就是「沒有閱讀的時間」。

閱讀其實是最容易又隨時可以做到的一個習慣，尤其是在早晨的時間。在早晨閱讀，你不需要擔心隨時有電話或是訪客來打擾，也不用擔心會吵到尚在睡眠中的左鄰右舍，只要你願意，十分鐘或是半小時的閱讀絕對不是問題。

無論是春夏秋冬或是晴天雨天，閱讀都可以在任何一個環境下完成。如果你願意早起，你就比別人多十分鐘或半小時的閱讀時間，積少成多，日積月累，閱讀在你身上留下的影響，絕對是有明顯的成效與改變，古人都說：「三日不讀書便面目可憎」，原因就是讀書與人的氣質及外貌有很大的關係。

在早晨適合閱讀的刊物除了報紙之外，可以多讀一些勵志書或是工具書，像是背背英文單字，或是要考試而讀教科書，都能激勵一天的精神。至於太過腥羶或是像恐怖小說這種重口味的讀物，還是避免在早晨閱讀！

30、喝一杯鹽水

古代民間流傳這樣一句話：「朝朝鹽湯，暮暮蜜」。這個方法在很多老一輩的人當中，常常拿來當成養身的原則之一。在現今重視養身、健身、瘦身的年代，這種古早的方法，又逐漸被提出來並受到重視，而且方法不但簡單又便宜，也不會花時間，你所需要的只是記得定期做這樣的保健。

在早晨起床後，用開水沖一杯鹽水，先漱漱口，然後慢慢飲下，去除胃腸中積聚的熱結，便不會有消化不良、便秘等現象。消化排便正常，自然對瘦身有具體的幫助。至於要如何在早起喝一杯鹽水達到最大的功效，方法如下：

(1) 首先必須一早空腹。

(2) 然後準備海鹽（或粗鹽），約半截大姆指的量（鹽水的濃度要低，一百CC水中鹽的含量最好不要超過〇．九克，以免攝取太多鈉）。

(3) 先用適量熱開水攪拌均勻，再加入五百CC冷開水，不急不徐的慢慢地喝完。

(4) 若有噁心的感覺，喝完後可吃東西止住噁心感。

(5) 經過約一小時左右的時間，肚子裡的宿便就會順暢的排出，也不會覺得肚子痛，它會將宿便清得很乾淨。

這個方法可以一個星期做一次。此外，早上喝鹽水和晚上喝蜂蜜水一定要搭配起來喝，因為二者有互補作用。蜂蜜中鉀的含量較高，有助於排出體內多餘的鈉。

31、吃早餐

許多研究都指出，不吃早餐的人容易變笨，還會越來越胖，所以健康的飲食概念絕對不會忽視早餐這一項。

吃了健康的早餐可以有效的讓你的一天有元氣的開始，同時也可以減少你到中餐之前吃零食的慾望。美國著名營養學先驅安德爾・戴維絲，曾對理想的美式早餐做出以下的建議：較好的早餐是一杯鮮奶，加柳橙汁、燻肉、土司、果醬及加醣與奶精的咖啡。

以身體機能的觀點來看，若睡前未進食，隔天早上又不吃早餐的話，胃部缺乏食物消化，會造成胃酸分泌過多，長期下來容易造成胃炎、胃潰瘍、十二指腸潰瘍等的腸胃道疾病。

豐盛的早餐涵蓋了醣類、蛋白質與脂肪的攝取。人體是否能維持充沛的活力，取決於早餐所攝取的蛋白質是否足夠，而蛋白質是否還搭配了脂肪。妥善的選擇飲食，可以維持充沛的活力，讓人意識清醒的做每一件事。而為了維持最佳的工作狀況，在工作之前應攝取易消化的蛋白質食物，像是玉米片加牛奶，或是吃片全麥吐司加個蛋，都是很好的選擇。

雖然玉米片加牛奶是很划算、健康又較低熱量的早餐選擇，但也不是每天都吃這樣的東西就保證不會變胖。玉米片有很多種口味，坊間也有賣水果或是巧克力口味的玉米片，這種加味的東西熱量一定比較高，所以吃的時候，還是記得選擇原味，另外牛奶也要用低脂來取代全脂。

此外，若是習慣在早晨運動的人，選擇在早晨運動，早起十五至三十分鐘來為自己準備適合的早餐，對一天的精神和體力是絕對有幫助的。

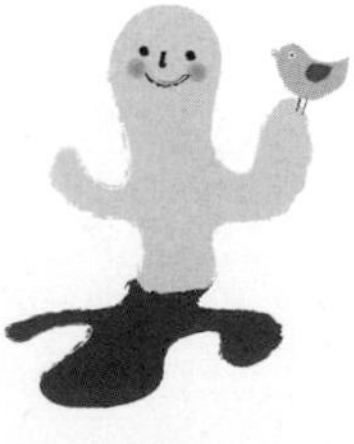

32、固定的如廁時間

排便是人類身體正常的生理活動。當食物消化、吸收至殘渣再排泄需約二十四至四十八小時。若超過四十八小時沒有排便，或是排便困難，即可稱得上是便秘。

在這個繁忙的時代，有些人甚至連排便的時間都沒有，久而久之即形成便秘。所以無論如何，每天一定要給自己一個固定的時間去培養排便的意識。多喝開水、每天補充適量的水分，讓糞便維持適當的軟硬度，特別是起床後喝一杯水會有助刺激腸胃蠕動，增加腹壁肌肉和其他排便肌肉群的收縮力。切勿養成服用瀉藥的習慣，或者依賴浣腸劑排便，這些東西久而久之會使人體的排便功能衰退，導致無法自行排便。

觀察糞便的顏色及排便的次數也是關心自身健康的一種簡易指標。成人正常的狀況是一天排便一至兩次，最多三天之內一定要有一次排便記錄。如果有排便不順的問題，不但會造成宿便，還會影響體重及健康，所以一定要養成每天固定排便的習慣。

很多人都有便秘的問題，因此讓自己有固定的如廁時間，也同樣是應該具有的生活好習慣。其實不單單只是便秘的問題而已，從固定的如廁時間也可以大略看出自己的身體是否處於健康、正常的狀態，如果你一直固定在某個時間上廁所（以大號為主），但這個規律突然改變，你自己就要留意一下當時的身體狀況，這說不定這一種警訊。

很多人固定的如廁時間都是在早晨起床的時候，想要順暢的完成這項固定的「行程」，適度的飲水和攝取富含纖維的飲食是必需的，另外運動及放鬆心情也是一個重點。千萬不要每天為了要在廁所跟大號奮戰，而擔誤了自己出門的時間，或是佔用廁所太久，影響了家人或室友的出門準備時間，進而變成顧人怨排行榜的第一名，同時也搞得自己趕不上車子而遲到喔。

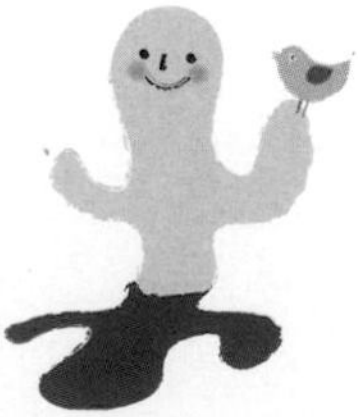

33、仔細看一下尿液或大便的顏色

有沒有發現，早晨起來的第一泡尿的顏色是偏向比較深的黃色，這是正常的。不過，在正常情況下，尿液的顏色應該屬於透明色——尿量多時呈淺黃色，尿量少時呈黃褐色。隨時注意尿液顏色的變化，也是自身要知道的一個生活知識。一般來說，當尿液顏色發生變化時，可能是因為水分攝取太少、服用藥物或罹患某種疾病所致。

以大便的顏色而言，糞便除了是營養被吸收完畢的食物殘渣之外，更混雜著體內各處所排出的廢物和腸內細菌的屍體，同時也包括新陳代謝過程中，剝落的腸壁細胞。所以，從你大便的顏色就可知道消化器官的狀態。以下有幾種顏色可以作為檢視的參考：

(1) 黑色：腸內老舊廢物的腐敗所引起，或者是消化器官有出血情況。

(2) 紅色：大腸或肛門可能有出血情形。

(3) 咖啡色：攝取過多肉類等蛋白質食物。

(4) 黃色／黃褐色：如果形狀和量都正常，表示腸內的好菌很多，是理想的腸內環境。

(5) 綠色：可能受藥物或食物影響所致。

(6) 灰白色：可能是因肝臟、胰臟、膽囊等毛病而引起的消化不良。

看完了這些記得，早晨起床上完第一次廁所時，要先看看你排泄出了什麼東西，再按下沖水鈕，因為這會幫助你更了解自己的健康狀況。

34、上廁所不看報紙

早上起床一邊上廁所一邊看報紙，相信很多人都有這種習慣，而且還會覺得這是個人十分放鬆悠閒的好時光。但是你要知道，排便是一件相當單純的事，千萬不要分心，如果長期在上廁所時看書或打電玩，可能引發「提肛肌痙攣症候群」，並在半夜時被痛醒。

因為排便是一種與大腦有關的反射動作，一旦排便過程中，因為看書或做別的事而分心、不認真，訊息就很難傳遞至大腦，長久下來，排便的動作就會衍生出許多問題。除了易長痔瘡之外，還可能誘發「提肛肌痙攣症候群」。

如果你們家是好幾個人共用一間廁所，而且都在大家差不多需要早起盥洗並準備出門，一邊上廁所一邊看報紙的習慣也會帶給其他人很不好的影響。相信很多人因為使用廁所的時間跟家人或室友差不多而相處上有摩擦產生。況且，想想看，手拿報紙後的油墨味、看了壞消息之後的想法，多少都會破壞一整天的心情，加上如果你在早晨做了很多好習慣，整理好心情和門面準備出門，卻因為上廁所看報紙而又正好排不出糞便的情況給壞了事，想想也實在可惜。

35、插一朵鮮花

由居家風水的準則來看，陰陽五行是風水學的基本理論，所有存在於自然界的東西都有陰陽之分，並由金、木、水、火、土五種能量所形成。因此如果你想要在一早起床就能夠吸收好的居家風水給你帶來的好運氣，在屋裡插上一朵鮮花是最簡單又能夠有美化環境與心情的好方法。

其實出門在外工作，不單單是要有好的貴人運或是工作運，正所謂「出外靠朋友」，你的人際關係好不好也直接影響工作的運氣。而人際關係，其實也跟「桃花運」有關，它不單只吸引異性，也是你是否具有吸引人氣的魅力。所以想要受人歡迎，就一定要記得在屋裡擺上一盆鮮花，哪怕是一朵鮮花都很棒。

建議可以在房間的床頭旁插上淺橙色或粉嫩色系的鮮花，讓你在睡前或是早晨醒來時都能自然吸收到植物帶來的正面能量。房裡擺上鮮花，在妳睡覺時便會吸收好運氣。此外在挑選房內寢飾時，也可以挑選例如玫瑰圖案的物品，例如鋪上玫瑰花樣式的床單，或在房裡插朵紅色或橙色的玫瑰花，都有提高勇氣的作用。

而假若你在自家窗台上有種些小盆栽，不妨在早起時，趁著打開窗戶讓新鮮空氣進入房間的時刻，瞧瞧這些小盆栽的生長情況。如果你是種些香料方面的小盆栽（例如：薄荷），可以聞一聞它來提神醒腦，或是摘下兩片葉子來加進自己的早晨花茶中，又是另一種高貴不貴的閒適享受喔！

36、晨光水果

每天早上吃一根香蕉其實是一件十分健康的事情。很多人對香蕉都有誤解，覺得它的糖分很高、熱量也很高。所以想要減肥或是怕胖的人，都會被提醒要少吃香蕉。然而香蕉的營養成分很高但熱量卻很低，你會發現香蕉再怎麼樣甜，卻不會長螞蟻。

香蕉是很適合改善體質補充營養的水果，它的卡路里出奇的低，一根香蕉只有約八十七卡的熱量，比一碗白飯（一百五十克等於二百二十卡）整整少了一半還多。需要大量運動或是長期消耗體力工作的人，在休息的時間都可以吃上一根香蕉來補充體力跟營養。

常熬夜的人會因為每天作息不正常，導致潛藏的病因，例如高血壓、糖尿病等。香蕉本身含有大多數的維生素及大量的鉀，鉀可以平衡身體的鈉，鈉過高是高血壓病因之一，所以吃香蕉可以更直接的預防高血壓的產生。而且香蕉還易於攜帶，價格也不貴，建議每天早上吃一根香蕉，是早晨可以養成的一種好習慣。

除了香蕉之外，另一種不會長螞蟻的水果就是鳳梨。也就是說，這兩種水果本身具有獨特性，如果聽到有人勸你少吃鳳梨或是香蕉，那代表的是可能那個人或是你自己身體有某方面出現問題，所以吃這兩種水果會有不適的情況。而香蕉和鳳梨這兩種水果，本身就屬於補強不補弱的一種，假設你吃這兩種水果是沒有問題的，代表你的身體很健康喔。

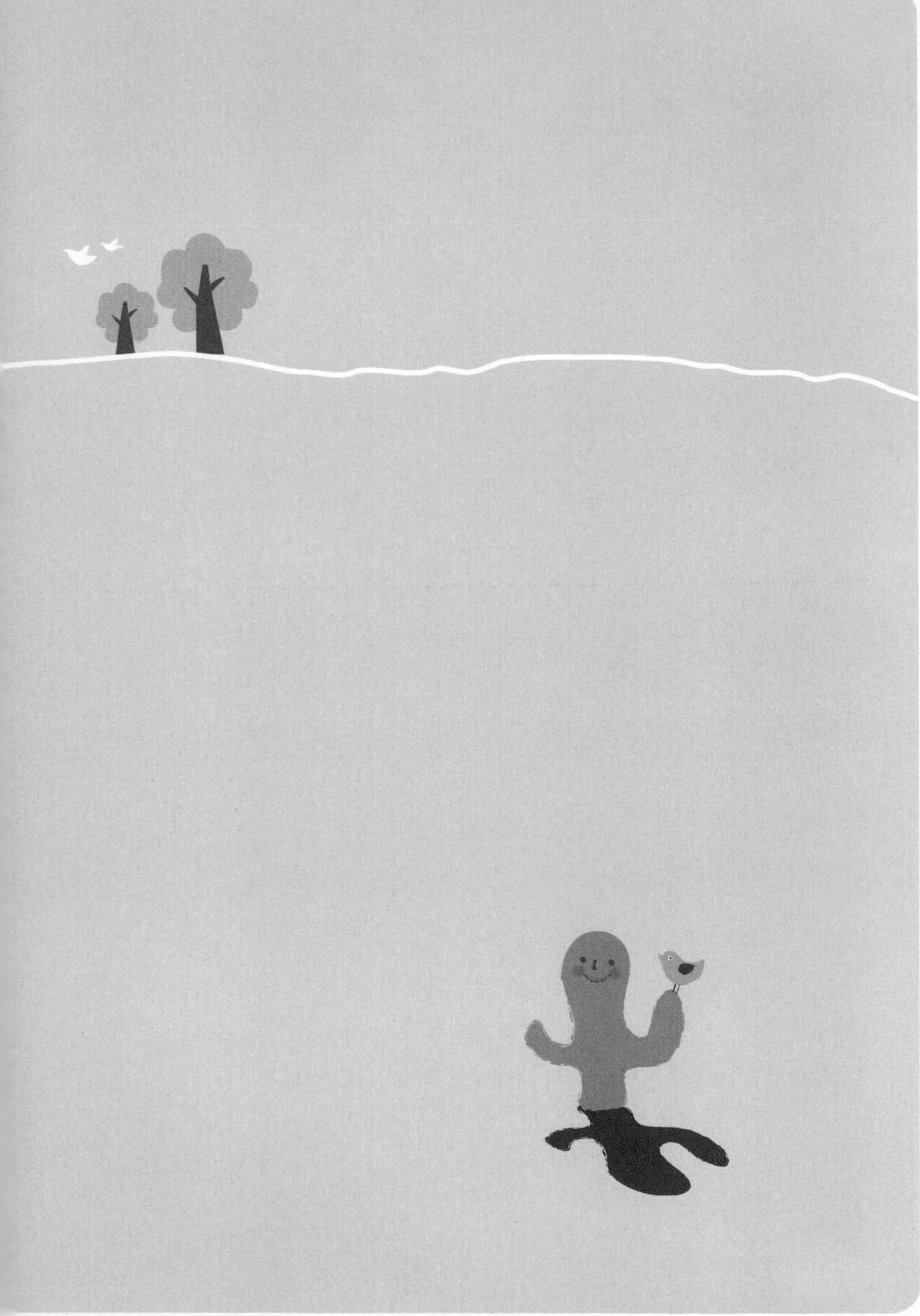

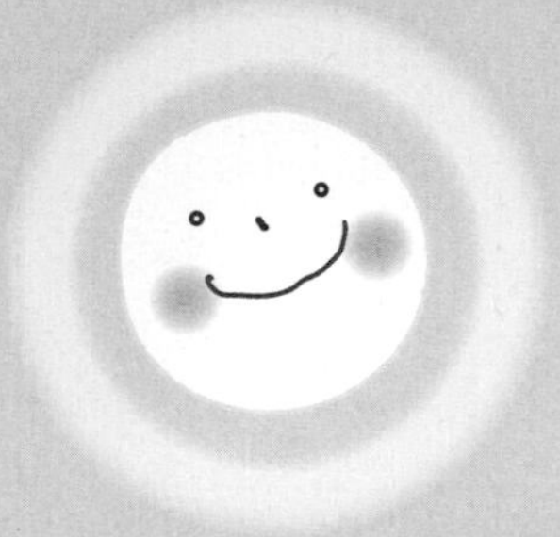

第4章

出門之前要召喚幸運

37、將幸運物帶在身上

關於幸運物會提升運氣的原理，有點類似於文學中的隱喻法，就是當你在什麼樣的位置，在該階段有什麼樣的期許及目標，你的幸運物就會跟著改變。

也許你是一位學生，目標是學業順利，那麼幸運物可能是一隻筆。拿了它作答，感覺上就會順利了起來。假如你是一個想保持自信，並以自信來當作人生態度的人，那麼幸運物可能就會是一張曾經受過鼓勵的小卡片，或是一件讓你覺得穿起來特別稱頭的衣服。

因此，並沒有什麼特定的東西叫做幸運物，只要你認為這一項東西對你有特殊意義、紀念價值、能產生信心和能量的，都可以算是自己的幸運物。所以它有可能是具有能量的礦石；有信仰加持的結緣品、平安符；親友或是另一半送的有紀念性的小擺飾；一個代表你小時候特殊回憶的不起眼物品；一樣你自己非常喜歡的東西……，這些東西都可以稱作是幸運物。

如果你有這樣的東西，那麼記得請在早上出門前，帶著你的幸運物，也許是掛在包包上、吊在手機上、佩帶在身上，或是把它擺在床頭或房間的任何一角，出門前好好看看它，對它講講你今天的心情及期許，這些都是可以讓你一天充滿信心及勇氣的方法。它雖然不一定具有百分百的效果，但它的心靈意義絕對是大於實際意義的。

38、確認約會和行程計劃

每天將自己的行程和約會記錄下來，是現代人都要保持的一種好習慣。不論是用老式的方法——記在記事本或是月曆上，或是用手機、網路提供的提醒方式來記下自己的行程，總之確認自己的約會和行程是件很重要的日常工作。

在出門前確認自己的行程，除了可以先替自己做好面對挑戰的心理準備之外，做起事來也會不疾不徐，而不致於產生慌慌張張、搞不清楚的狀況。而且確認好自己的行程也可以有效安排自己的時間，並做好規劃，把一天該做的事情做一個順序排列，讓事情的完成度可以達到事半功倍的效果。

此外，雖然說外表不是一切，但是如果可以依照你今天該走的行程及約會，在出門前先替自己想好該做什麼樣打扮的準備，例如帶著什麼樣的行頭出門，都可以為今天事情的完成度加分。例如今天要拜訪客戶，那麼就配合那位客戶的喜好，也許跟他一樣穿運動風格的衣服，再一起去打打球；也許客戶就喜歡正經八百的談生意，那麼你的服裝自然也不能隨便，公事包裡也要裝好該準備的資料。

以上說的這些，雖然應該是人人都該懂的事情，但是成功距離你還有那麼一步之遙，你欠缺的是什麼？這時就該審視自己在早晨時光準備的這些小細節，畢竟好的開始是成功的一半，有好的習慣才是成功的關鍵。

39、使用自己最愛的文具用品

多年前某速食業者曾掀起的Hello Kitty娃娃排隊搶購風潮，還記憶還猶新嗎？這幾年各大便利商店集點數送Kitty、哆啦A夢、迪士尼等各系列公仔或文具商品的熱潮，又一波波的接著上演。這些像冷飯熱炒的東西一再出現，但為什麼仍始終有一票人追隨著集點風潮還樂此不疲呢？說到底，除了「集點」的成就感讓人信心倍增之外，多數人還是對印有這些圖樣的小東西，有著無法抗拒的吸引力所致。

有的人買東西是實用為先，只要好用，就算是進口貨，再貴再難買到，都會想辦法託人帶回。而有的人買東西是以「奇摩子」為先，只要自己喜歡，無論是好用還是難用，便宜抑或是貴，醜還是美，一樣都會死忠支持。的確，在你打開自己的公事包或是書包時，看見裡頭慣用的筆、筆記本、便條紙，或是在手機別上自己喜歡的圖樣，都會有助於工作、念書或是一整天的好心情。

仔細觀察你的桌上，一定都會有自己最心愛的筆或文具、辦公用品。沒有為什麼，可能就是因為它好操又耐用，如果有天「它」不見了，或是像筆摔斷水了，即便再買一隻更貴、更新的，都不見得合你心意。尤其在使用的當下，你心裡會自然而然的想起那枝用不上卻心愛的筆，心想：「要是用它來寫，現在就不會……」

上述蒐集、使用偏愛文具的經驗，相信每個人都曾經經歷過。而每天一早，想要在念書或是上班時有好心情，就多使用自己喜歡的文具吧！雖然這行為看起來有點小孩子氣，但很多時候它們是有很大的振奮效果，使你一整天元氣滿滿。你是不是有一套自己喜愛的文具或辦公用品？要不要起身為自己準備一套呢！

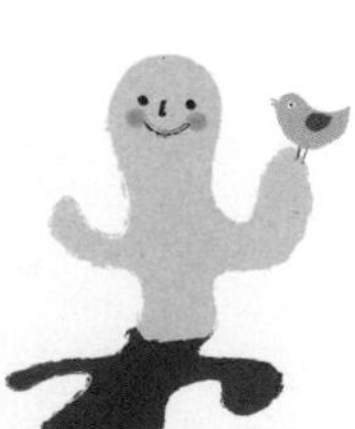

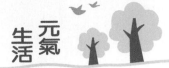

40、出門前一定要上廁所

還記不記得，小時候出門前，媽媽總是會提醒你要先去上廁所。因為每個小孩都會有這樣的經驗，只要在公共場所說要上廁所時，一定都會先遭到大人的一頓白眼。這樣的事情，等到自己變成大人時，才能夠完全體會在外面要帶小孩去上個廁所，是一件多麻煩的事。萬一你又有潔癖的話，上廁所這件事就沒完沒了了。

年輕的時候你我不懂，「為什麼每經過一個景點或是休息站，婆婆媽媽一定都要下去上個廁所，不是一兩個小時前才上過嗎？」後來，等自己活到那樣的年紀時，才發現廁所是「一定要上」的道理，因為如廁這件事絕對是不能忍的。

基於健康觀念你我都不能憋尿，但是擠在如沙丁魚般的捷運或是公車、火車上；塞在高速公路上，一遇到這些情況要是想上廁所，可就是天大的考驗了。而好不容易憋到了有廁所的地方，你會發現有這樣需要的人比想像的還多，所以只好再忍著排隊等廁所。

相信這樣的經驗每個人一定都有，所以為了讓自己在前往目的地時一路順遂；為了不想一大早就被「茅事」困擾而搞亂了一整天的心情，那麼記得在出門前一定要先去上個廁所。也許你以為自己沒有那個「尿意」，但相信你一到了馬桶前，自然就會有想上廁所的感覺，而且出門前在家裡上廁所的那段時間，同時也可以給自己一點小小的心理建設。不論你前一

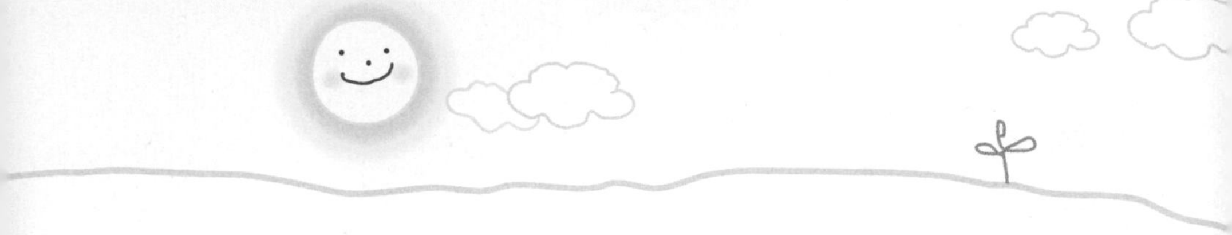

天有多麼不順心，在此時告訴自己「把衰事都排掉」，要嶄新的面對全新的一天！

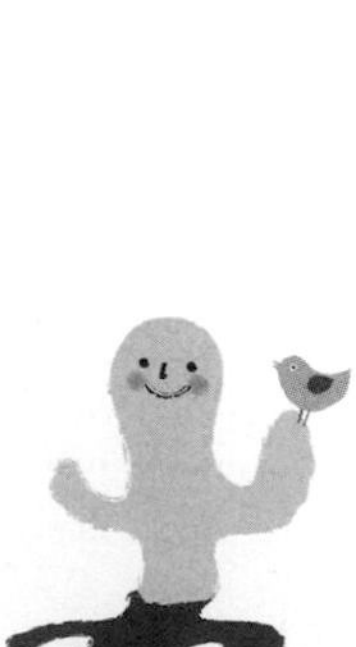

41、公事包的挑選更要計較

這裡講的公事包其實不是刻板印象中，「七先生」手提的那種黑色長方形公事包，只要是適合上班性質所拿的包包，都可以稱作是公事包，所以不論男生、女生都會有適合自己需求的公事包款式。

在挑選自己需要的公事包時，除了價格、顏色是依照自我情況及喜好主觀來考量之外，也可以根據下面幾點來做選擇：

(1) **材質一定要耐用**：因為公事包裡面固定會放重要的文件、鑰匙等物品，材質不好的包包，一下子這裡破洞、一下子那裡變形或是被弄溼，裡頭公司要用的重要文件鐵定會受到影響，當然也同樣會影響到你的工作運。

（2）**A4尺寸**：以可以放A4文件的大小為佳。大部份的書籍、資料、文件、公文等都在這個範圍以內，如果連A4文件都擺不進去，你的重要文件會容易皺折、變形，進而影響效率和工作形象。

（3）**多個夾層方便收納**：最好是袋口可以封起來的款式，也要有多層的夾層，如此拿取手機、隨身碟等其他重要物品時都很方便，千萬不要大包包一個裡頭什麼都裝，等到要用什麼東西時，卻遍尋不著。

（4）**手提或斜背**：其實可以斜背為最佳。

（5）**筆記型電腦的袋子，也是一種很好的公事包**。

早晨出門前再檢視一下公事包內的所需物品，萬事準備充足之後，就可以昂首闊步的出門去，面對一天的挑戰吧。

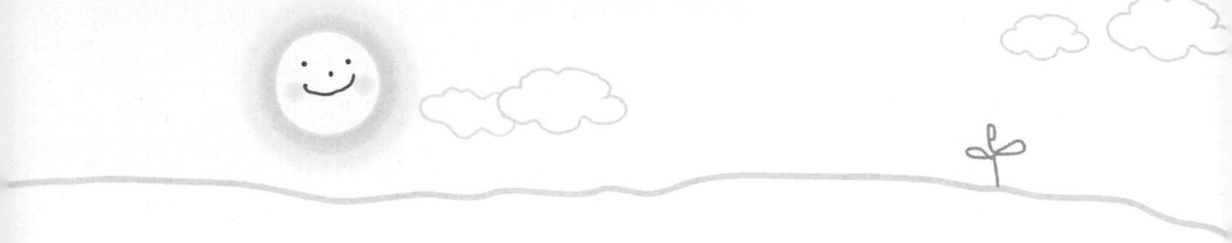

42、照顧足部讓它陪你一起奔波

雙腳其實是身體最辛苦的器官之一，因為它每天必須承受身體的重量，一直陪著你在外奔波打拚。萬一搭配到一雙不對的鞋子，或是因為愛美而天天穿著高跟鞋，那麼腳部一天的辛勞是可想而知的。而一旦到了炎熱的夏季，大家都喜愛穿方便的涼鞋，這時就是直接增加足部和鞋子摩擦的機會，或是曬到太陽的機會，所以呵護自己的雙腳就變得非常重要了。

人們的足部角質層較厚，容易妨礙油脂吸收，因此單單塗上一般乳液難以得到滿意的結果。所以在做足部保養前，最好能將足部浸泡在溫水中約十分鐘柔軟角質，讓足部恢復疲勞，同時使用軟化角質的用品，再用去角質工具將角質層磨掉或刮除，最後再用足部專用乳液保養。如果不想花太多錢特地去買足部乳液的話，也可用一些快要過期的面霜或身體乳液來取代雙足按摩霜。

雙腳非常的辛苦，但也是最容易呵護的一個部份。只要你在早起及睡前用一些便宜或快過期的乳液，替它擦上，這時如果可以再穿一雙棉襪，並定期做一些足部護理，那麼雙腳不但可以每天都得到舒緩和保護，也能減低令人討厭的肥厚老皮的產生。擁有一雙好看的美腿，對於你的外在形象也會加分不少。

43、將玄關的鞋子排放整齊

玄關是一個界定家裡內外的過渡空間，也是人們進到一個家裡頭所給人的第一印象，所以一個好的住宅空間，對於玄關的整潔也就十分重視。

玄關通常是放置鞋櫃的地方，而無論是主人還是客人，在此處更換鞋子均十分方便。而且「鞋」與「諧」同音，有和諧之意，所以鞋子必定是要成雙成對的擺放，這也是有好兆頭的意義。

假如玄關附近長期有一堆散亂在地上的鞋子，就是髒亂、失序的現象，這種狀況在風水學上來看會導致貴人不臨。而一般家庭的鞋櫃最好不要高於一公尺，這樣鞋子的晦氣才不致於影響家中的氣場。

有些人家中沒有特別在玄關設計可以擺放鞋子的鞋櫃，於是就隨意把鞋子放在門外或是公寓樓梯上，這是非常不好的習慣，甚至是惡鄰居的一種表現。萬一你擺放在外面的鞋子讓人不小心踩到而跌倒的話，可能會讓自己吃上官司，惹來一身麻煩。所以對於這方面的習慣還是要時時注意。

另一方面，鞋子長期隨意放置而沒有好好保養，那麼自然在你出門前，也就不會太重視鞋子這個門面，而你外在的形象可能就會因此大大扣分。基於整潔與養成生活好習慣的概念，在一早出門前就穿上一雙整潔的好鞋子，走出整齊的玄關，迎接嶄新的一天吧！

44、到外面吃頓有魅力的早餐

你會懷念渡假時住在飯店裡享用早餐的時刻嗎？很多人對於飯店的早餐都有一種迷戀及期待，因為飯店給人的感覺就是與高級、享受、特別、東西好吃等字眼相連。當你在假期中賴在自家床上時，你寧可晚起也要捨棄吃早餐，但一旦你在飯店裡渡假時，起床吃飯店的早餐馬上就變成一天當中最期待的一件事。

享用飯店的早餐不是只有渡假時才能擁有的權利，正因為如此，偶爾犒賞自己一頓豐富的早餐也是相當不錯的。想想，能夠在大飯店氣派的環境下，感受特別營造出的空間感同時享用早餐，相信一定是件很棒的事。

當然很多人覺得在飯店吃早餐很奢侈，對於一般人而言或許也相當不可能，但是一年當中偶爾挑幾天這樣犒賞自己，未嘗不是一件好事。

現在坊間也有很多別緻的餐廳，它們不但提供美味的早餐，也營造出許多美麗的環境，在這樣的氣氛下給自己一份簡單又營養的早餐，能夠讓你一整天都充滿元氣並擁有好心情，相信這個價值，是值得你花兩三百元來享受的。所以若有機會，不妨給自己不一樣的體驗，記住！有魅力的早餐你我都能享用，它並不是只有有錢人才能擁有的生活喔。

45、對鏡子裡的自己微笑

在人類早期的歷史裡，人們只能在水面上看到自己的樣子，於是在很多古代的文化中，這種在水面上可以看到倒影的現象被認為會反映出人的靈魂。到了十三世紀，基督教哲學家托馬斯．阿奎那（Thomas Aquinas）認為鏡子能夠使人們獲得思想啟蒙，認為通過研究鏡子中的影像能夠幫助人們更加認識自我，更加認識自己在世界中的位置。而在中國，我們對於鏡子最了解的故事就是唐太宗與名臣魏徵之間的交情：「以銅為鏡可以正衣冠，以古為鏡可以知興替，以人為鏡可以明得失。」從這些中外歷史中不難看出鏡子對於人類的影響，而它的功用絕對不僅止於表象而已。

鏡子早已成為每個人生活中不可或缺的一樣物品，它除了可以檢視自己的身形及衣著是否得體之外——最重要的是要學著能從鏡中審視自己的內在，看氣色、看眼神都可以讓你看到更清楚、更深層的「自己」。一個人只有真正用心觀察自己，才能夠越接近、了解自己的世界，否則即使你天天與自己相處，認為自己才是最清楚自我的人，但不可否認的，絕大多數的人都不敢真正與自己對話。

每天一早離開房門準備上班之前，你都該認真的看著鏡中的自己，除了確認你今天的服裝儀容是符合活動的需要之外，也要給自己一個微笑。因為你必須要學會給自己一個正面的鼓勵，藉由這個微笑，你會讓自己的嘴角上揚，而鏡子反射回你眼裡的景象，會直透進你心裡，讓自己能夠帶著自信與好心情步出家門面對一天的挑戰。記住！小小的微笑，意義超乎你的想像。

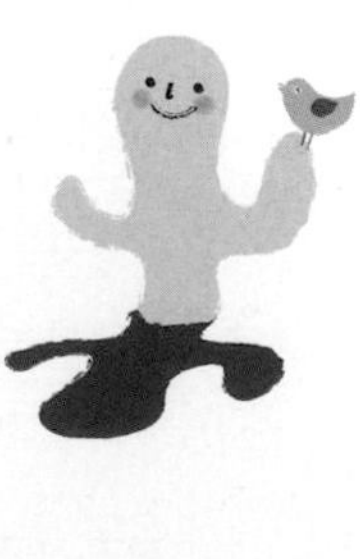

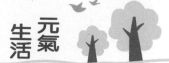

46、早晨的祈禱與膜拜

多數人所追求的快樂及心靈安定，是指只有在「順境」或「沒有遇到逆境」的情況下才有的情緒，然而情緒卻往往受制於每個人的所作所為，所以說外界環境的安寧與否就變得相當重要了。但所謂真正的心靈安定，主要是訓練自己不受外界事物所影響，如人事物的干擾。所以一旦處在逆境，得先了解情況，讓心態適度轉換來處理事情，最後再放下。轉念再放下這個道理人人都懂，但是要怎麼讓心靈安定的這個過程，很多人會訴諸信仰的力量來達成。

許多宗教都有早晨祈禱或膜拜的儀式，例如伊斯蘭教的晨禮、中國人習慣的早起進廟裡膜拜等。而進行這些早禱的儀式，有不少人喜歡親自到廟裡、清真寺或教堂等地去進行，用意就是想要感受更龐大的信仰力量。這些宗教的力量存在於某個無形的空間之中，也會存在於祈禱者的心裡，所以早晨的祈禱可說是自己對自己所發出的一種真誠誓言。所以一天的開始，我們就可以藉由祈禱來讓自己的心靈早一步達到平靜安穩的狀態。

有句俗諺說：「早晨的蜘蛛殺不得！」其實早上的蜘蛛和晚上蜘蛛沒有什麼不同，但因為早晨是一天的開始，若一早就充滿「肅殺」之氣，那麼你一整天的運氣和圍繞在自己身旁的氛圍也會有所不同。這道理就好比古代要進行處決的時候，絕對不會選在早晨，而是在午時；也不會選在春季，而是選在秋季（也是秋決的意思）。

早晨是希望，是象徵生氣蓬勃的時刻，所以一早要盡量避免不好的事發生。當然在這樣的時刻，無論你信仰什麼宗教，進行對自己有正面幫助的活動，都讓一天充滿希望，而出門前的一個祈禱或是膜拜就是個很好的方法。

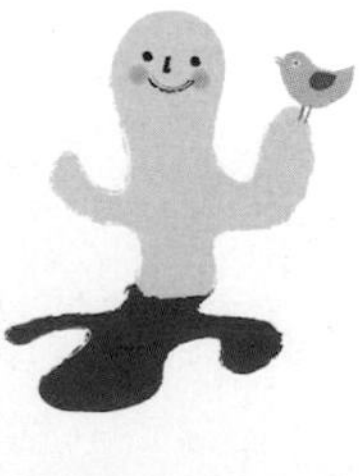

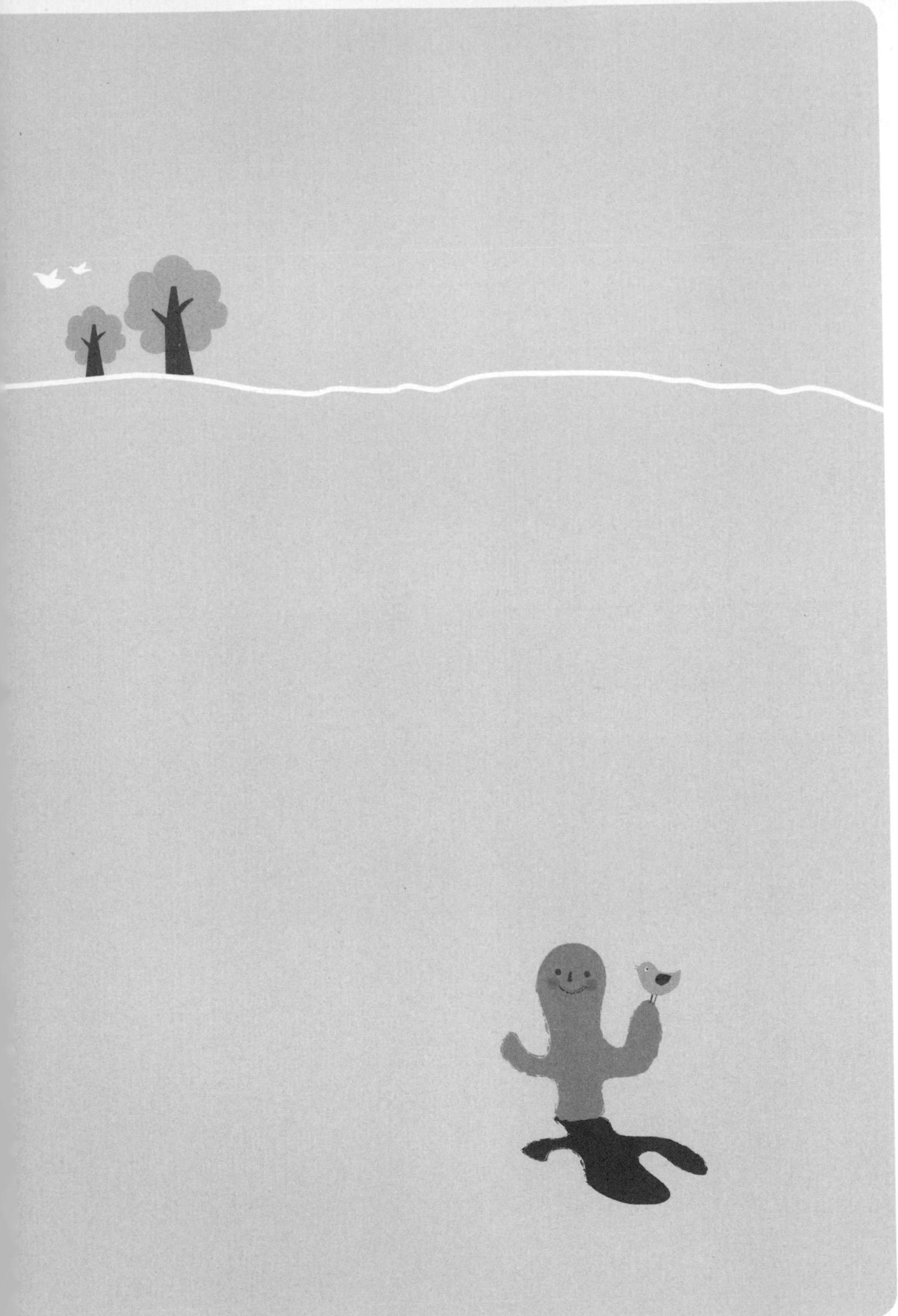

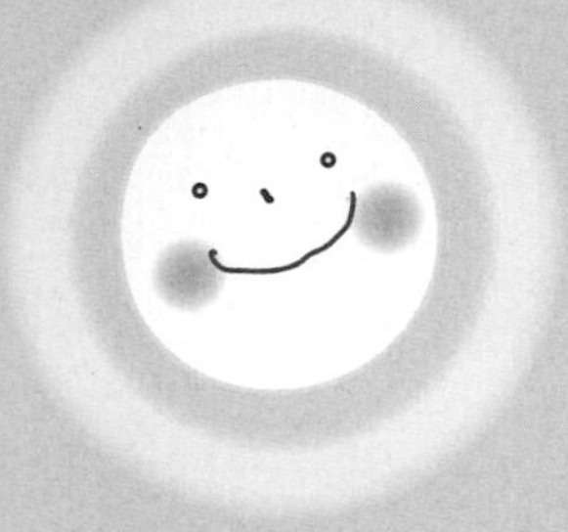

第5章

帶著美好的心情通勤上班

47、嚼口香糖幫助醒腦

口香糖通常以蔗糖為甜味劑，使用過量可能會引起蛀牙。不過，一些以代糖如木糖醇等作為甜味劑的口香糖就能減低蛀牙的風險，而在咀嚼的過程中分泌的唾液更有助於牙齒健康。無糖口香糖內所含的木糖醇（Xylitol）不能為細菌所代謝，而咀嚼口香糖能夠刺激唾液腺分泌口水，口水呈鹼性能夠中和口腔的酸，所以在進食後咀嚼口香糖能防止蛀牙。

雖然無糖口香糖可以幫助牙齒健康，但是早上起床後的刷牙工作還是不可少，這就像吃水果和喝果汁是不一樣的道理。一早刷完牙，吃完早餐，再嚼顆口香糖，可以有效保持口氣清新，也可以替口腔保健再多做一層功夫。另外嚼口香糖也有幫助舒緩情緒和提神醒腦的功能，所以在上班、上學途中，嚼顆口香糖再出門，可以讓一整天都有好心情跟好口氣，是不錯的早晨習慣。

不過千萬要記得口香糖還是不能嚼食過量，一般有甜味的口香糖吃多會蛀牙，而無糖口香糖中的山梨糖醇（sorbitol）是輕瀉劑的一種，雖然口香糖和其他食品的外包裝一樣都有加註「勿嚼食過量」的警語，但多數人仍不知道嚼食過量會引起腸胃問題，也可能導致腹瀉和體重大減的問題。

48、不可或缺的mp3、i-pod

自從i-pod、mp3乃至mp4這些時髦的３C商品出現後，世界各大都市通勤族會出現的地點，都可以看到「人耳一機」的景象。這些通勤族在自己喜歡的音樂當中展開了新的一天，讓通勤時間不再無聊難打發，同時也使i-pod和mp3成為一種時髦的象徵，在紐約、東京、倫敦、台北……你都可以看到這樣時髦的通勤族。

然而在使用這類３C產品的時候還是得留意一些細節，免得它成為你耳朵長期的傷害。例如音量不要調得過大聲——mp3最大音量可以高達八十分貝，相當於一台割草機所發出來的聲音，這種聲音能直接損害聽力。建議把mp3的音量控制在最大音量的三分之一至四分之一處。此外，每次聽完音樂之後，養成把音量調節鈕轉回到最小音量的習慣，以避免下次一開機就立刻爆出震耳欲聾般的聲音而影響正常聽力。

另外，佩戴耳機收聽時，使用頭戴式耳機或耳掛式耳機顯然比耳塞式耳機要來得好。而依照音樂型態的不同，連續使用的時間也有差別，較激烈類型的音樂大概以聽一張ＣＤ的時間為準，聽完就要休息一下。至於輕音樂類型的也盡量避免連續聽兩個小時以上，因為再怎麼好聽的音樂聽太久都會有損聽力，不可不慎。

而早晨上班、通勤時，這些３Ｃ產品便是你排解通勤時無聊的好伴侶，但在一早聽覺處於聆聽的情況下，別忘了可以偶爾拿下一只耳機，聽

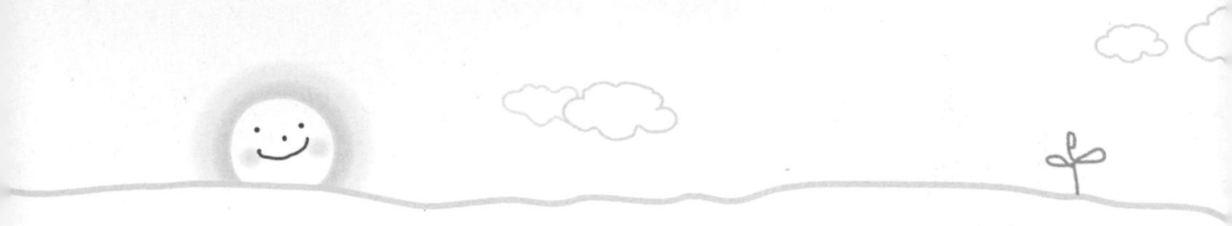

聽早晨車水馬龍或是人聲鼎沸的聲音。畢竟給自己一點時間去感受最自然的晨光洗禮，才能在最短的時間內，進入現實生活的心情準備中，你說是吧！

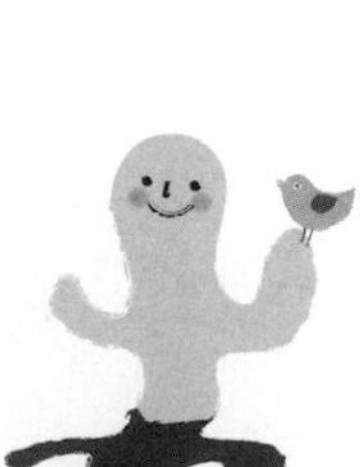

49、聆聽節奏輕快的音樂

大家都知道聽音樂是修養性靈的好方法，也是一種個人嗜好及品味的培養。什麼時候聽什麼樣的音樂，其實也是影響自己是否能善用時間，進而事半功倍完成任務的一種良方。坊間有許多根據不同需要而編、譜出的所謂的心靈音樂，而藉由音樂潛移默化的影響，來幫助人們在不同時期，獲得所需要的能量與慰藉。

如同做瑜珈時，身邊播放出讓身心靈放鬆的音樂一樣。即使裡頭只是最自然、簡單的蟲鳴鳥叫聲，或是海浪拍打岸邊的聲音，它其實都具有心靈治療的作用。又或者是在你最需要專注力的時候，也有專門幫助你提高專注力，適合陪你讀書、做報告的音樂。因此懂得在不同場合選擇對自己有幫助、能提升心境的音樂，那麼做起任何事來都會有意想不到的效率和效果。

那麼在早晨這樣攸關一天心情是否愉快，志氣能否高昂的關鍵時刻，又該聽怎樣的音樂呢？通常，你在早晨時會想要充滿活力和勇氣，來面對和挑戰即將到來的一天，所以依照居家生活風水的準則，你必須吸收大量的「木」氣。木氣象徵勇氣、衝勁，能左右告白運、交際運及工作運，而「聲音」可以充實溝通運與口才運，所以可多聽快樂開朗的曲子。這時鳥鳴聲或水流聲等自然音樂，是相當不錯的選擇。所以每晚睡覺前設定好早上起床時收聽的音樂，便能自然吸收到好的木氣，或許你也可以考慮用自然音樂來設定成為鬧鐘的音樂。

50、欣賞自己最愛的場景

每個人都會對某一處的場景特別有感覺，它不一定是在你上班上學途中最美的風景，但你就是會對它產生出某種特殊的愛好。也許是那一棵已經半倒、不倒的樹；也許是一間每天生意都超好的店家；也許是某戶人家門前那特別的門口造景……

每天上班上學途中，那條必經的道路上，怎麼從平凡又制式化的路徑中找出一個特殊的點來讓你對這段路產生一點小期待，這其實是每個人都可以試一試的。這就好像暗戀的心情一樣，期待今天會不會在這班車上看到對方；期待今天對方出現時會有什麼不同的表現；期待對方會不會跟你買一樣的早餐？還是一如往昔的只要在旁邊看著他就滿足了。相信這樣的心情是無論到了幾歲，都會讓自己產生正面能量。建議你多運用日常生活中，可以提升心情及積極指數的小物品，來激起你一天的活力。

或許你會隨著那個喜愛的場景悲傷或喜悅，然而你一看到它時，心情也會因此而得到一種滿足感，即便是不好的事情，你偷偷陪著難過的心情，其實就是對自己的一種警惕。當然，它若是好的景象，你喜悅的心情自然會不由自主的出現。

或許這些心境對現在的你來說實在太平凡不過，但你如果願意用心觀察、體會周遭一些平凡無奇的事物，相信你整個人的內涵將會有潛移默化和意想不到的提升，因為成功的要素也不過就是差這一點而已！

51、每日必定審視自己最愛的佳句

你最愛的名言佳句是什麼？也許是一句正夯的廣告流行語；也許是你從小就訂給自己的座右銘；也許是成功人士在某一本書或演講上提到的秘訣，當然也有可能是情人給你的一句甜蜜話。

你所喜歡的佳句，也許會隨著心情或當下環境的改變而有所不同。你可以在日常生活中多留心周遭的人事物，這個舉動會幫助你發現受用的佳句其實很多，而且日日充盈。當你面對不同的環境時，隨時都有好的佳句出現在你腦海裡幫助你，它像是你自己的心靈小天使一樣，時時在心中提醒你，給你鼓勵或為你指引方向。

有機會，可以把對自己有特殊意義或是情感的佳句抄寫在隨身的小冊子上。藉由每日審視這些你喜歡的句子，來反省自己過去的這段時間，到底做過、經歷過什麼樣的事情，而自己又是在什麼樣的情況下體悟了什麼，以便幫助自己渡過生命中某些想不透的難關。這個看似簡單、不起眼的抄寫佳句的動作，其實都是對邁向更成功的自己與生活，具超乎想像和幫助的東西。

利用早晨通勤或是剛到辦公室打開電腦之前的時間，審視或默念一下自己心中最愛的佳句，為新的一天的開始增加心靈上的抵抗力，也是一件可以讓自己有信心的小撇步。

52、騎自行車上班

歐美國家多數都有Bikeways，也就是自行車專用道。在這些國家中，行人永遠第一，而自行車騎士也像行人一樣，擁有受禮讓的權利。在提倡環保，節省能源使用的今天，無污染又可以鍛鍊體力的自行車，其實已相當受到歐美人士的歡迎與重視。

在紐約、舊金山、歐洲等各大城市，都可以看到身著西裝，卻騎著自行車上班的通勤族。現今人們對於這些自行車愛好者，越來越多是抱持著敬佩與認同的想法，因為在環保意識已經相當受到重視的今天，能多為地球多盡點心力，同時鍛鍊自己的身體，這樣的意識和好的習慣，是值得讓人稱許的，所以「禮讓自行車騎士」，在國外很多地方都普遍進行著。

說到使用自行車最普遍的國家，荷蘭可以說是箇中翹楚。荷蘭的面積與台灣相仿，人口約一千六百萬人，而自行車的數量竟然也與人口數相當。荷蘭的自行車專用道超過一萬七千公里，整個國家有三百多個車站提供居民攜帶自行車隨行運輸的服務，只要中途走累了，你隨時可以和自行車一起搭車。而自行車上了道路，也有負責指引自行車專用道的交通標誌，一路引導騎士通達四方。

在油價高漲的現在，開車嫌油錢太貴、騎摩托車擔心廢氣對空氣品質有影響。既然如此，選擇以自行車為交通工具，不但有助於環保觀念的推動，對壓力過大、生活繁忙的上班族來說，更是可以帶來免費運動與提供一天身心活力的機會。目前已經有越來越多人願意選擇騎自行車上班，重視健康與關心環保問題的你，怎麼可以不加入呢？

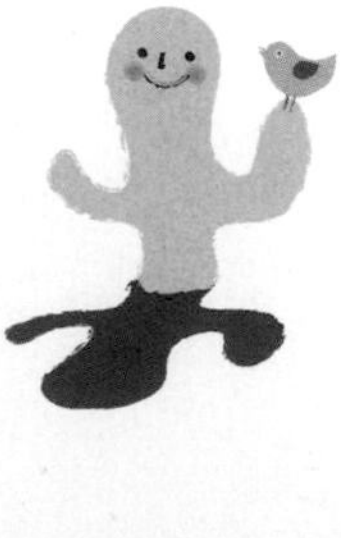

53、要通勤的話就提早出門

選擇工作時，你可能沒辦法遇到「錢多、事少、離家近」這種好事，而算一算在公司附近租屋要花多少錢這種事，一旦拿來和通勤要花的錢相比，到底那種最為划算？或許多數人最終還是會選擇當個通勤族吧！——至少每天回到家時你還有家人可見，也可能還有一頓飯可吃，甚至還能與家人相處、鬥嘴。當然，通勤是相當辛苦的，睡眼惺忪或是精神混沌不明時還要跟大夥一起擠捷運、公車，甚至是搭火車，一想到就無力……

通勤也或許是惡夢，想想：如果你得九點到公司，那麼就必須趕上這一班的車，才能如願在九點之前刷卡，這樣的話每個人想的都跟你一樣，所以你的夢幻班次鐵定擠滿了跟你一樣想法的人……

所以，如果你想好好利用這段通勤的時間；好好吃頓外帶早餐；好好看一份報紙，或者是把握時間閉目養神，那麼就提早半個小時，甚至一個小時出門吧！雖然只有三十分鐘的差別，但是路上的人潮和車子真的會少很多，而且你會有位子可坐，也可以提早到公司，早點進入工作狀態，甚至儘早完成今天的工作進度。有這麼多的好處，全都是提早出門而展開的喔。

54、提前一小時到公司

假如公司規定九點上班，你是最後一分鐘才匆匆進公司刷卡的那種人？還是八點鐘就已經到達公司，接著輕鬆的喝杯咖啡，打開電腦收信並整理好辦公桌的那種人？如果你認為每一天要有好的開始，就是讓自己有足夠的時間調整好上班的心態，而這個做法是提前一個小時出門上班，那麼你的確已經實踐了成功的要訣了。

雖然提早到工作崗位好像是讓老闆賺到了，但這卻也代表你多了更多屬於自己的下班時間。你可以不必為了今早的遲到，進而影響了整日的工作效率。相對的，更可以妥善的按照規劃完成今日該有的工作進度，所以你可以準時下班，好好的計劃下班後的娛樂時光。

提早上班還有很多其他好處，除了可以給人良好工作態度的印象之外，也可以讓人感覺到你是個自律性甚佳的人，而且值得主管相信及託付。提早到公司，可以不必擠電梯，可以好好吃頓早餐，更可以充裕的使用這段尚未開始工作的時間來補印個文件，甚至聊聊是非八卦。在這不受打擾的一個小時裡，處理昨日未處理完的公事，效率之好之快，絕對是你出乎意料的。

假如你也認同提早到公司的好處或者還不那麼明瞭，不妨就從明早開始試試，因為你真的會發覺提前一小時到公司的時光的確值得利用。

元氣生活
日の舒暢活力

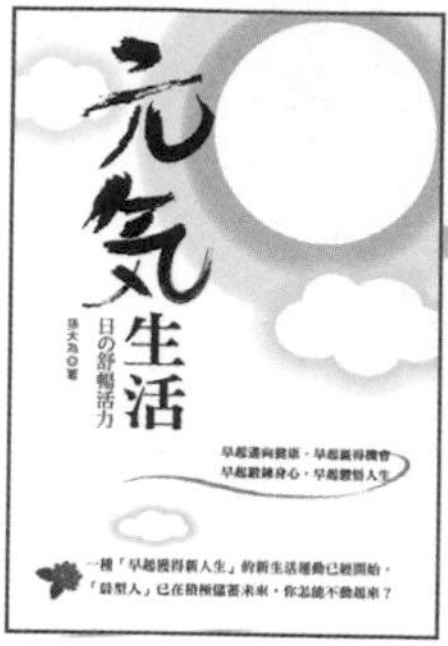

作　　者　孫大為

發 行 人　林敬彬
主　　編　楊安瑜
編　　輯　蔡穎如
內頁編排　曾竹君
封面設計　曾竹君

出　　版　大都會文化　行政院新聞局北市業字第89號
發　　行　大都會文化事業有限公司
110台北市信義區基隆路一段432號4樓之9
讀者服務專線：（02）27235216
讀者服務傳真：（02）27235220
電子郵件信箱：metro@ms21.hinet.net
網　　　　址：www.metrobook.com.tw

郵政劃撥　14050529　大都會文化事業有限公司
出版日期　2008年5月初版一刷
定　　價　180元

ISBN　978-986-6846-38-0
書　　號　Health+14

First published in Taiwan in 2008 by
Metropolitan Culture Enterprise Co., Ltd.
4F-9, Double Hero Bldg., 432, Keelung Rd., Sec. 1,
Taipei 110, Taiwan
Tel:+886-2-2723-5216
Fax:+886-2-2723-5220
E-mail:metro@ms21.hinet.net
Web-site:www.metrobook.com.tw

國家圖書館出版品預行編目資料

元氣生活：日の舒暢活力 / 孫大為著. -- 初版. --
臺北市：大都會文化, 2008.05
面；　公分. --（Health+；14）
ISBN　978-986-6846-38-0（平裝）

1. 健康法

411.1　　　　97006763

元気生活
日の舒暢活力

北區郵政管理局
登記證北台字第9125號
免貼郵票

大都會文化事業有限公司
讀者服務部收
110台北市基隆路一段432號4樓之9

寄回這張服務卡（免貼郵票）
您可以：
◎不定期收到最新出版訊息
◎參加各項回饋優惠活動

大都會文化　讀者服務卡

書號：Health+14 **元氣生活**：日の舒暢活力

謝謝您選擇了這本書！期待您的支持與建議，讓我們能有更多聯繫與互動的機會。

A.您在何時購得本書：______年______月______日

B.您在何處購得本書：________書店（便利超商、量販店），位於　　　（市、縣）

C.您從哪裡得知本書的消息：1.□書店 2.□報章雜誌 3.□電台活動 4.□網路資訊 5.□書籤宣傳品等 6.□親友介紹 7.□書評 8.□其他________

D.您購買本書的動機：（可複選）1.□對主題和內容感興趣 2.□工作需要 3.□生活需要 4.□自我進修 5.□內容為流行熱門話題 6.□其他________

E.您最喜歡本書的：（可複選）1.□內容題材 2.□字體大小 3.□翻譯文筆 4.□封面 5.□編排方式 6.□其他________

F.您認為本書的封面：1.□非常出色 2.□普通 3.□毫不起眼 4.□其他________

G.您認為本書的編排：1.□非常出色 2.□普通 3.□毫不起眼 4.□其他________

H.您通常以哪些方式購書：（可複選）1.□逛書店 2.□書展 3.□劃撥郵購 4.□團體訂購 5.□網路購書 6.□其他________

I.您希望我們出版哪類書籍：（可複選）1.□旅遊 2.□流行文化 3.□生活休閒 4.□美容保養 5.□散文小品 6.□科學新知 7.□藝術音樂 8.□致富理財 9.□工商管理 10.□科幻推理 11.□史哲類 12.□勵志傳記 13.□電影小說 14.□語言學習（____語）15.□幽默諧趣 16.□其他________

J.您對本書（系）的建議：________

K.您對本出版社的建議：________

讀者小檔案

姓名：________　性別：□男 □女　生日：____年____月____日

年齡：□20歲以下 □20～30歲 □31～40歲 □41～50歲 □50歲以上

職業：1.□學生 2.□軍公教 3.□大眾傳播 4.□服務業 5.□金融業 6.□製造業 7.□資訊業 8.□自由業 9.□家管 10.□退休 11.□其他________

學歷：□國小或以下 □國中 □高中／高職 □大學／大專 □研究所以上

通訊地址：________

電話：(H)________ (O)________ 傳真：________

行動電話：________ E-Mail：________

◎謝謝您購買本書，也歡迎您加入我們的會員，請上大都會網站 www.metrobook.com.tw 登錄您的資料，您將不定期收到最新圖書優惠資訊及電子報。